進行・再発大腸癌の 分子標的治療

国立がん研究センター東病院 消化管内科 科長　吉野孝之 編

JN192977

ヴァン メディカル

序

　進行・再発大腸癌の薬物療法は，この10年の間に劇的な進歩を遂げた。それまで，通常無治療の場合では6ヵ月程度に過ぎなかった患者の生存期間が，一気に30ヵ月を超えるまでに延長したのである。

　生存期間の飛躍的な延長をもたらした最大の要因は，この間に次々と承認された新薬，とりわけ分子標的治療薬の存在に尽きよう。大腸癌薬物治療の領域では数多くの薬剤が承認され，現在日常診療に供されているが，かつて大きな問題とされていたドラッグ・ラグも今では解消され，今日，治療薬のラインナップは欧米のそれとほぼ同等といえるほどの充実ぶりである。

　この状況を踏まえ，次の段階として大腸癌薬物治療を行う立場の我々医師が現在直面しているのは「それぞれの患者に対して最大の効果をあげることのできる治療を，多くの選択肢の中からどう選び出し，使いこなしていくか」ということであろう。特に近年急速に浸透しつつあるバイオマーカーを用いた分子標的治療薬の選択や，これらの薬剤によってひき起こされる各種有害事象への対応などは，大腸癌の実地診療において差し迫った重要な課題として，各学会・研究会でも注目の的となっている。

　本書では，大腸癌薬物治療における本邦を代表する著名な研究者の方々のご協力のもと，承認されたばかりの血管新生阻害薬，アフリベルセプトベータまでを含めた分子標的治療薬を中心に，これら薬剤の概要・特徴を簡潔にお示し頂いた。そして，それらを用いた実際の治療に関しても，現場に必要な情報のすべてを分かりやすく解説頂いた。

　読者諸賢には，これまでになかったタイプの本書を是非ご活用頂き，本邦の大腸癌患者の治療成績の向上にさらなる福音がもたらされることを願ってやまない。

　末筆となったが，ご多忙の中，本書の制作にご協力・ご執筆頂いた先生方にこの場を借りて心より感謝申し上げる。

2017年8月

国立がん研究センター東病院　消化管内科

吉野孝之

編者・執筆者一覧（執筆順）

編　者　吉野　孝之　国立がん研究センター東病院 消化管内科 科長

執筆者　吉野　孝之　国立がん研究センター東病院 消化管内科 科長
　　　　山内　慎一　東京医科歯科大学医学部附属病院 大腸・肛門外科 助教
　　　　植竹　宏之　東京医科歯科大学大学院医歯学総合研究科 総合外科学分野 教授
　　　　新井　裕之　聖マリアンナ医科大学 臨床腫瘍学
　　　　中島　貴子　聖マリアンナ医科大学 臨床腫瘍学 教授
　　　　松島　知広　がん研究会有明病院消化器センター・消化器化学療法科 医員
　　　　山口　研成　がん研究会有明病院消化器センター・消化器化学療法科 部長
　　　　坂東　英明　国立がん研究センター東病院 消化管内科
　　　　久保木恭利　国立がん研究センター東病院 先端医療科
　　　　三島　沙織　国立がん研究センター東病院 消化管内科
　　　　佐藤　太郎　大阪大学大学院医学系研究科 先進癌薬物療法開発学寄附講座 教授
　　　　小松　嘉人　北海道大学病院腫瘍センター 診療教授
　　　　舛石　俊樹　愛知県がんセンター中央病院 薬物療法部
　　　　谷口　浩也　愛知県がんセンター中央病院 薬物療法部医長
　　　　中西　良太　九州大学大学院医学研究院外科 分子治療学講座 助教
　　　　沖　　英次　九州大学大学院消化器・総合外科 准教授
　　　　室　　　圭　愛知県がんセンター中央病院 薬物療法部 部長/外来化学療法センター長
　　　　石川　敏昭　東京医科歯科大学大学院医歯学総合研究科 総合外科学分野 准教授
　　　　石黒めぐみ　東京医科歯科大学大学院医歯学総合研究科 応用腫瘍学講座 准教授
　　　　白数　洋充　静岡県立静岡がんセンター 消化器内科
　　　　山﨑健太郎　静岡県立静岡がんセンター 臨床研究支援センター治験管理部長/消化器内科 医長
　　　　奥山　浩之　香川大学医学部附属病院 腫瘍センター 病院講師
　　　　辻　　晃仁　香川大学医学部 臨床腫瘍学講座 教授
　　　　本多　和典　愛知県がんセンター中央病院 薬物療法部
　　　　大北　仁裕　香川大学医学部附属病院 腫瘍センター 病院助教
　　　　三谷誠一郎　愛知県がんセンター中央病院 薬物療法部
　　　　杉山　圭司　国立病院機構名古屋医療センター 臨床腫瘍科
　　　　岡崎　聡　東京医科歯科大学大学院医歯学総合研究科 消化管外科学 助教

目　次

5　分子標的治療に伴う有害事象とその対応の原則

Pin Point

1 進行・再発大腸癌薬物治療の進め方

　進行・再発大腸癌薬物治療は，21世紀を迎えて飛躍的に進歩した。かつて生存期間中央値（MST）が6ヵ月程度であった時代から時を経て，今やMSTが国内外の臨床試験で30ヵ月を超える状況となっている。

　この背景としてまず挙げられるのは，新規治療薬・治療レジメンの開発が急速に進んだことであろう。2005年のオキサリプラチン（OX）の本邦発売後，ほどなくして血管新生阻害薬や抗EGFR抗体薬といった分子標的治療薬が続々と登場し，2020年まであと3年という現在，保険適用となっている分子標的治療薬は6剤を数える。

　また，新薬の開発に並行した臨床検査の精度向上も忘れてはならない。新規に臨床導入された薬剤の多くでは，期待される効果が患者の体質や癌の分子生物学的な特性—例えば遺伝子変異の型など—によって違うため，各薬剤における効果/副作用予測因子（バイオマーカー）の探索が現在も精力的に進められている。この研究は，例えば抗EGFR抗体薬の場合は *RAS* 遺伝子変異陰性例（野生型）症例に限定して効果が期待できることが判明するなど，患者個別の最適な治療法の決定にもつながる。この *RAS* 検査については現在既に臨床導入されているが，今後 *BRAF*，*HER2*，*MSI* 等の遺伝子についても研究が進み，さらにきめ細かな個別化治療の実践が予想される。

　加えて近年，薬物治療が著効することによって病巣の切除が可能となる「conversion therapy」症例が増えてきたこと，そしてそれがMSTの延長に大きく寄与していることも忘れてはならない。

1　適　　応

　薬物療法の適応は，本邦の大腸癌治療ガイドラインにもあるように，①重篤な併存疾患がなく，②各種抗がん薬，分子標的治療薬に耐容性があると判断され，かつ，③癌薬物治療による延命が期待でき，その治療を希望される患者，ということになる。ただ，筆者の印象では，現在大腸癌患者で薬物治

療を望まないという方はほとんど存在しないように思える。これは，薬物治療のラインナップの充実により，強力な治療からマイルドな治療まで，何らかの薬物治療を提供できる状況に至ったことがその大きな原因と考えられる。

2　一次治療

一次治療の選択については，大腸癌治療ガイドライン2016年版の記載をみても明らかなように，強力な治療からマイルドな治療まで，多様な治療法が用意されている。

1. 強力な治療を望まない患者の場合

患者自身の治療に対するモチベーションが低い場合は，マイルドな薬物治療を選択する。

具体的にはフルオロピリミジン系抗がん薬＋ベバシズマブ（Bmab）の併用療法，また *RAS* 遺伝子野生型症例の場合，抗 EGFR 抗体薬（パニツムマブ（Pmab）またはセツキシマブ（Cmab））単独療法が用いられる。

2. 強力な治療を望む患者の場合

一次治療の段階で *RAS* 野生型/変異型によって治療を分けることについての十分なエビデンスは現在のところまだない。これは，海外の臨床試験 FIRE-3試験[1]，CALGB/SWOG80405試験[2]で異なる結果が出ているためで，欧州では *RAS* 野生型には抗 EGFR 抗体薬＋抗がん薬という考え方が一般的であるが，米国では *RAS* 野生型に対する抗 EGFR 抗体薬と Bmab の差がなかったことから，抗 EGFR 抗体薬よりもむしろ Bmab を用いる方が主流となっている。

2016年に発表された ESMO（欧州）の進行・再発大腸癌治療のコンセンサスガイドラインでは，Cytoreduction 症例に対し，*RAS* 野生型症例には抗 EGFR 抗体薬を使うという考え方が示されている。さらに，原発巣の部位（sidedness）で治療効果が異なるという新たなエビデンスにより，原発巣が左側結腸（直腸を含む）の場合，抗 EGFR 抗体薬の効果がより高く，積極的に抗 EGFR 抗体薬を使用すべき，右側結腸の場合は抗 EGFR 抗体薬と Bmab

の効果にほとんど差はないので，どちらも選択肢となり得るという論調である。

一方，2017 年の米国 NCCN のガイドラインでは，原発巣が左側の場合，確かに抗 EGFR 抗体薬の効果が高そうではあるものの，Bmab の効果（QOL や安全性を含む総合的な評価）に比し明らかに良いとする結論までには至っておらず，抗 EGFR 抗体薬と Bmab を同列に扱っている。原発巣が右側の場合は，Bmab に比して抗 EGFR 抗体薬の効果は劣ると判断し，Bmab を積極的に使用することが推奨されている。このように sidedness の解釈が，欧州と米国で全く異なった立場をとっており，決め手に欠ける現状である。なお，*RAS* 野生型に対する抗 EGFR 抗体薬と Bmab の選択について，現在進行中の PARADIGM 試験の結果が待たれる。

筆者は，現時点で sidedness をバイオマーカーとして積極的に用いることを推奨しない。むしろ現在検討中の *BRAF*，*HER2*，*MSI* 等の新規バイオマーカーと治療効果の研究結果が明らかになることによって，より適切な癌個別化治療が進むと思考する。

さて，わが国における現在の一次治療では，OX にフルオロピリミジン系抗がん薬を併用した FOLFOX や CapeOX，SOX などのベースレジメンに Bmab を併用した治療が，*RAS* 遺伝子変異の有無にかかわらず汎用されている。また，*RAS* 遺伝子野生型については FOLFOX ＋抗 EGFR 抗体薬も汎用されている。*RAS* 変異型には，FOLFOX ＋ Bmab が汎用されている。

OX ベースのレジメンがわが国の一次治療でよく用いられる理由は，FOLF-IRI などのイリノテカン（IRI）ベースのレジメンに比べ，治療初期の毒性が緩徐で導入しやすいこと，また，術後補助化学療法において OX ベースのレジメンの使用があまり進んでいないことなどが挙げられよう。

近年，*BRAF* 遺伝子変異症例に関して，ESMO，NCCN の両ガイドラインで FOLFOXIRI ＋ Bmab による治療効果が盛んに論じられている。本レジメン自体はわが国の大腸癌治療ガイドラインにも掲載されているが，*BRAF* 遺伝子変異検査は本邦で承認されていない。しかし，近い将来 *BRAF* 遺伝子変異の検査が承認されると見込まれる中，FOLFOXIRI ＋ Bmab が最も推奨されるレジメンとなる可能性は高い。FOLFOXIRI ＋ Bmab の投与にあたって

は，本邦でも 2016 年の日本臨床腫瘍学会にて安全性が報告され，忍容可能なものとして考えられている（有効性に関しては 2017 年度中に報告予定）。東洋人の場合に問題となる *UGT1A1*28*，**6* のヘテロと野生型において，好中球減少症，発熱性好中球減少症の発現に明らかな差が認められることに注意されたい。野生型の場合は FOLFOXIRI＋Bmab を通常の形で投与可能だが，ヘテロタイプの場合は好中球減少症，発熱性好中球減少症の発現頻度が高くなるため，治療開始早期（または予防的）に G-CSF や抗菌薬の投与といった支持療法の必要性が示唆されている。したがって，FOLFOXIRI＋Bmab 導入にあたっては事前に *UGT1A1* 多型を測定することが重要と考える。

　また，事前の検査にて conversion therapy が狙えそうな場合，より効果の高い薬物治療，つまり FOLFOXIRI＋Bmab（*RAS* 遺伝子変異の有無にかかわらず）や FOLFOX＋抗 EGFR 抗体薬（*RAS* 遺伝子野生型）などの治療が考慮されるだろう。

3　二次治療

　生存期間の延長という観点から，IRI ベースのレジメン＋血管新生阻害薬による治療が最も推奨される。これは過去の 4 つの第Ⅲ相試験（ML18147 試験[3]，E3200 試験[4]，RAISE 試験[5]，VELOUR 試験[6]）において，全生存期間（OS）の有意な延長が示されているからである。一方，疼痛などの腫瘍随伴症状がある，二次治療とはいえ conversion therapy を視野に入れた治療を目指す場合には，高い抗腫瘍効果を期待して抗 EGFR 抗体薬を考慮する（一次治療に抗 EGFR 抗体薬を未使用の場合に限る）。

　なお，二次治療以降に用いる血管新生阻害薬については Bmab のほかにアフリベルセプト ベータ（AFL），ラムシルマブ（Rmab）があるが，これらの薬剤の使い分けを示唆する明確なデータはない。有効性や毒性プロファイルも 3 剤で大きな違いがないことから，今後のバイオマーカー探索に期待したい。現段階では，いずれの薬剤も等しく推奨され，選択肢として患者に提示し選択することが望まれる。

　また，これは抗 EGFR 抗体薬の選択についてもあてはまる。薬剤の特性か

ら考えても Cmab, Pmab のいずれを用いても基本的に差はない。二次治療で抗 EGFR 抗体薬を導入される場合, FOLFIRI や IRIS など IRI ベースのレジメンと併用することになるが, 一次治療の項目で述べた sidedness に関して, 二次治療では一次治療にもましてはっきりとしないというのが現状である（20050181 試験[7], RAISE 試験[5]）。

4 三次治療以降

三次治療に関しては, *RAS* 遺伝子野生型と変異型によって治療方針は異なる。*RAS* 遺伝子野生型症例で, 二次治療までに抗 EGFR 抗体薬を用いなかった症例に対しては抗 EGFR 抗体薬が優先される。この場合, 単独治療という方法もあるが, IRI との併用がベストと考えられる（BOND 試験[8]の結果より）。

また, 二次治療までに既に抗 EGFR 抗体薬を用いている症例に対しては, レゴラフェニブあるいは TAS-102 が推奨される。この両剤についても使い分けのエビデンスは確立していないが, 毒性のプロファイルが異なることから, 患者の状況に合わせて選択することが推奨される。いずれにしても生存期間延長の目的から考えると, PS 0-1 のうちにこれらの薬剤を使うことが重要である。

5 経口レジメン

現在大腸癌に使用できるベースレジメンの経口剤（カペシタビン, S-1 など）は, いずれもフルオロピリミジン系の薬剤であるが, 経口剤は血液毒性の発現頻度が低くなる代わりに, 非血液毒性の発現頻度が高くなるという特徴を持つ。また, 経口剤＋OX のベースレジメンに Bmab を併用することは可能だが, 抗 EGFR 抗体薬の併用は毒性の観点から推奨されない。したがって, 経口剤を用いたベースレジメンのパートナーとしての分子標的治療薬は, 血管新生阻害薬のみということになる。抗 EGFR 抗体薬の使用を考えるときには, 注射剤のベースレジメンをパートナーとして選ぶべきであろう。

【吉野孝之】

■ 文　献 ■

1) Heinemann V et al：Lancet Oncol **15**（10）：1065-1075（2014）
2) Venook AP et al：J Clin Oncol **32**（5 s）：（suppl；abstr LBA3）(2014)
3) Bennouna J et al：Lancet Oncol **14**（1）：29-37（2013）
4) Giantonio BJ et al：J Clin Oncol **25**（12）：1539-1544（2007）
5) Tabernero J et al：Lancet Oncol **16**（5）：499-508（2015）
6) Van Cutsem E et al：J Clin Oncol **30**（28）：3499-3506（2012）
7) Peeters M et al：J Clin Oncol **28**（31）：4706-4713（2010）
8) Cunningham D et al：N Engl J Med **351**（4）：337-345（2004）

Pin Point 1　Adjuvant Therapy 後に再発した症例，一次治療の選択肢は？

　術後補助化学療法の目的は，根治手術後の再発を抑制し，予後を改善することにあるが，治療を受けた全ての患者の再発を予防することはできず，ある一定の割合で再発をきたす[1]。補助化学療法後患者の再発病巣が切除不能で全身化学療法を導入する際，一次治療のレジメン選択は，補助化学療法終了後から再発までの期間と補助化学療法で用いたレジメンを考慮して行う。

　補助化学療法最終投与日から，6ヵ月以上経過後に再発した場合は，化学療法歴のない患者に対する治療と同様に，大腸癌治療ガイドラインの治療アルゴリズムにしたがってレジメンを選択する。補助化学療法にFOLFOXまたはCapeOXが用いられていた場合でも，最終投与から十分期間が空いている場合には，オキサリプラチン（OX）の再導入による有効性が期待されるが，再導入にあたってはOXの神経毒性残存の有無などを考慮する必要がある。

　一方，補助化学療法中または，補助化学療法最終投与から6ヵ月以内に再発した場合は，補助化学療法で使用された薬剤に対して基本的に不応であると考え，二次治療の導入に準じてレジメンを選択する。5-FU+/-LVもしくは経口フッ化ピリミジン系抗がん薬が行われていた場合は，OXやイリノテカン（IRI）の上乗せ効果が期待できるため，FOLFOX，FOLFIRI，CapeOX，SOXを導入する。補助化学療法終了後6ヵ月以内の再発で，補助化学療法にOXが用いられていた場合は，IRIベースのレジメンを導入する。

　上記のどちらの期間においても，分子標的治療薬の投与が可能な患者であれば，一次治療レジメンに分子標的治療薬を加える。患者の全身状態，再発部位によっては全身化学療法は行わずに，局所療法や対症療法を考慮する場合もある。

　NCCN Clinical Practice Guidelines in Oncology[2]の結腸癌の治療ガイドラインでは，OX併用の補助化学療法の終了後12ヵ月以内の再発についてはOXを用いないレジメンを，12ヵ月以上経過後の再発については化学療法歴のない患者と同様の治療レジメンを推奨しており，期間について本邦のガイドラインとやや異なっている。

【山内慎一・植竹宏之】

■ 文　献 ■

1) 大腸癌研究会編：大腸癌治療ガイドライン医師用 2016 年版. 金原出版, 東京（2016）
2) Benson AB Ⅲ et al：J Natl Compr Canc Netw **15**：370-398（2017）

一次治療でFOLFOXIRI療法を用いる場合の注意点は？

　FOLFOXIRI療法は，イタリアのGONOグループを中心に開発された治療法で，一次治療においてベバシズマブ（Bmab）併用の有無に関わらず，FOLFIRI療法よりも生存期間が有意に良好であることが第III相試験で証明されている（FOLFOXIRI＋Bmab療法のFOLFIRI＋Bmab療法に対するPFSの優越性を検証したTRIBE試験では，主解析ではOSにおける統計学的有意差を示さなかったが，追加解析では統計学的有意差を示した）[1~3]。また，早期にかつ深く腫瘍縮小効果が得られるため，ESMOのコンセンサスガイドラインではCytoreductionを目標とする患者への治療選択肢のひとつとして推奨されている。また，本邦の大腸癌治療ガイドライン（2016年版）でも強力な治療が適応となる患者への推奨レジメンのひとつとして記載されており，本項では使用する際の注意点を述べる。

　まず症例選択では，現在進行中のFOLFOXIRI＋Bmab療法の国内第II相試験（QUATTRO試験：NCT02246049，JACCRO CC-11試験：UMIN000015152）での適格基準を参考にすべきである。PS 1以下かつ70歳以下，またはPS 0かつ71~75歳であり，このような全身状態の良好な症例が対象と考えられる。

　副作用では消化器毒性と好中球減少が2剤併用療法よりも高頻度であるため注意を要する（Grade 3以上は，悪心：3~6％，口内炎：5~9％，下痢：19~20％，好中球減少：50％）[1,2]。適切な支持療法を行い，前コースで発現した副作用の種類と程度に応じて，3剤のいずれかまたは複数の薬剤を適宜減量することが重要である。本レジメンは制吐薬適正使用ガイドライン（2015年）で高度催吐性リスクに分類されており，制吐療法としてアプレピタント（day 1~3）＋5-HT$_3$受容体拮抗薬（day 1）＋デキサメタゾン（day 1~4）が推奨される[4]。下痢に対しては塩酸ロペラミドなどの止痢薬を積極的に使用し，それでもgrade 3以上が続く場合はIRIと5-FUを減量する。またgrade 3以上の口内炎では5-FUを，grade 4の好中球減少ではOXとIRIを減量する。なお，発熱性好中球減少は5~8.8％[1,2]であり，予防的G-CSF投与は推奨されていない。

【新井裕之・中島貴子】

■ 文　献 ■

1) Falcone A et al：J Clin Oncol **25**：1670-1676（2007）
2) Loupakis F et al：N Engl J Med **371**：1609-1618（2014）
3) Cremolini C et al：Lancet Oncol **16**：1306-1315（2015）
4) 日本癌治療学会編：制吐薬適正使用ガイドライン2015年10月 第2版．金原出版，東京（2015）p.95

Pin Point 3

FOLFOXIRI 療法 PD 後の 二次治療の選択肢は？

大腸癌治療ガイドライン 2016 年医師用では，一次治療として FOLFOXIRI 療法を用いた後の二次治療にはイリノテカン（IRI）＋セツキシマブ（Cmab）/パニツムマブ（Pmab）(IRI については不耐でなければ使用が望ましいとコメントあり）または Cmab/Pmab が推奨されている。また *RAS* 変異がみられ，Cmab/Pmab が使用不可であればレゴラフェニブ（REG）またはトリフルリジン・チピラシル（TAS-102）または対症療法を考慮することとなる[1]。REG，TAS-102 のいずれを先に用いるかについては明確なデータはないものの，毒性を勘案し選択する。

NCCN ガイドライン 2017 年版では上記に加え，括弧つきではあるが dMMR/MSI-H に限りニボルマブまたはペムブロリズマブも選択肢として記載されている。

また NCCN ガイドラインでは 2017 年版から，一次治療について抗 EGFR 抗体薬の使用を左側結腸癌に限定する文言が追加となった。二次治療においては病変の左右差によっての治療成績の差は明らかになっておらず，二次治療レジメンの選択の際には原発の左右によっての内容の変更は記載されていない[2]。

ESMO ガイドライン 2017 年版においては，FOLFOXIRI は全身状態が良好で Cytoreduction を目標とする患者，特に *BRAF* 変異陽性の患者に対しては FOLF-OXIRI＋ベバシズマブ（Bmab）が一次治療として推奨されている。同ガイドラインにおいて FOLFOXIRI 使用後の二次治療については *BRAF* 変異陽性の場合には chemotherapy（CT）doublet＋Bmab または FOLFIRI＋アフリベルセプト ベータ（AFL），ラムシルマブ（Rmab），*RAS* 野生型なら CT doublet＋Bmab または抗 EGFR 抗体薬，FOLFIRI＋AFL，Rmab の使用が推奨されている[3]。

なお，FOLFOXIRI 後の二次治療の成績としては FOLFOXIRI の再投与についての報告があり，オキサリプラチンベース，IRI ベースの 2 剤併用療法などに比し良好な無憎悪生存期間が得られたとの報告もある[4]。

【松島知広・山口研成】

■ 文 献 ■

1) 大腸癌研究会編：大腸癌治療ガイドライン 医師用 2016 年版. 金原出版，東京（2016）p.31-38
2) NCCN. org：Clinical Practice Guidelines in Oncology（NCCN Guidelines®）Colon Cancer Version 1.2017-November 23, 2016 NCCN. org
3) Van Cutsem E et al：Ann Oncol **27**：1386-1422（2016）
4) Fornaro L et al：Clin Colorectal Cancer **11**（1）：71-76（2012）

1) ベバシズマブ

1 作用機序

血管新生には様々な因子が関わっているが，その中心を担っているのが，血管内皮増殖因子（vascular endothelial growth factor：VEGF）とその受容体（vascular endothelial growth factor receptor：VEGFR）である。VEGFには VEGF-A，VEGF-B，VEGF-C，VEGF-D，VEGF-E，胎盤増殖因子（placental growth factor：PlGF）-1，PlGF-2 などが存在し，VEGFR は VEGFR-1，VEGFR-2，VEGFR-3 などが挙げられるが，腫瘍組織においてその中心を担っているのは，VEGF-A と VEGFR-2 である。ベバシズマブ（Bmab）は VEGF-A に対するヒト化モノクローナル抗体である。

大腸癌において VEGF の発現が高いほど予後不良であること，VEGF-A が高発現の症例で，より Bmab の効果が得られる可能性などが報告されているが[1]，Bmab の治療効果や有害事象を予測するバリデートされたバイオマーカーは確立されていない。

2 効　果

Bmab は切除不能・再発大腸癌の一次治療・二次治療での有効性が示され（表 1），用いられている。一次治療において IFL（イリノテカン（IRI）＋bolus 5-FU）療法と Bmab の併用療法の有効性を検証した第Ⅲ相試験 AVF2107g 試験の結果，全生存期間（overall survival：OS），無増悪生存期間（progression-free survival：PFS），奏効割合（response rate：RR）ともに Bmab の IFL への有意な上乗せ効果が報告された[2]。その後，BICC-C 試験[3]，NO16966 試験[4]，SOFT 試験[5]が行われ，一次治療における FOLFIRI 療法や FOLFOX/XELOX/SOX 療法と Bmab の併用療法の有効性が確立された。

さらに TRIBE 試験では FOLFIRI＋Bmab 療法に対する FOLFOXIRI＋Bmab 療法の優越性が検証され，毒性は強いものの PFS，OS，RR ともに

表 1　切除不能進行・再発大腸癌に対するベバシズマブの主な第Ⅱ/Ⅲ相試験

試験名	Line	治療レジメン	N	RR (%)	PFS 中央値 (m)	OS 中央値 (m)	OS における ハザード比 (HR) (p value)
AVF2107g[2]	1st	IFL＋Bmab	402	44.8	10.6	20.3	HR＝0.66 (p＜0.001)
		IFL	411	34.8	6.2	15.6	
BICC-C[3]	1st	FOLFIRI＋Bmab	57	57.9	11.2	28	HR＝1.70 (p＝0.037)
		mIFL＋Bmab	60	55.3	8.3	19.2	
NO16966[4]	1st	FOLFOX/XELOX ＋Bmab	699	38	9.4	21.3	HR＝0.89 (p＝0.0769)
		FOLFOX/XELOX	701	38	8.0	19.9	
SOFT[5]	1st	SOX＋Bmab	256	40.3	11.7	29.6	HR 1.052
		FOLFOX＋Bmab	255	42.9	11.5	30.9	
TRIBE[6]	1st	FOLFOXIRI＋Bmab	252	65	12.3	29.8	HR 0.8 (p＝0.03)
		FOLFIRI＋Bmab	256	53	9.7	25.8	
AVEX[8]	1st	Cape＋Bmab	140	19	9.1	20.7	HR 0.79 (p＝0.18)
		Cape	140	10	5.1	16.8	
WJOG4407G[11]	1st	FOLFOX＋Bmab	198	62	10.7	30.1	HR 0.99 p＝0.730
		FOLFIRI＋Bmab	197	63	12.1	31.4	
E3200[9]	2nd	FOLFOX＋Bmab	286	22.7	7.3	12.9	HR 0.75 (p＝0.0011)
		FOLFOX	291	8.6	4.7	10.8	
		Bmab	243	3.3	2.7	10.2	
ML18147[10]	2nd	Chemotherapy＋Bmab	409	5.4	5.7	11.2	HR 0.81 (p＝0.0062)
		Chemotherapy	411	3.9	4.1	9.8	

＊Cape：カペシタビン/Bmab：ベバシズマブ

FOLFOXIRI＋Bmab 群で有意に優れ[6]，全身状態が良好な症例や，腫瘍縮小を目指す症例の一次治療の選択肢となった。一方，5-FU/LV 単独に対して Bmab が OS，PFS で大きな上乗せがあること[7]，さらに AVEX 試験ではオキサリプラチン（OX），IRI の投与の候補とならない 70 歳以上の症例を対象にカペシタビン単剤に対する Bmab の良好な PFS，OS の上乗せ効果も報告された[8]。強

力な化学療法の対象とならない症例にも，Bmab は併用すべきと考えられる。

　二次治療における Bmab 使用の検討として，E3200 試験では 5-FU/IRI 療法不応例を対象に Bmab の FOLFOX 療法への上乗せ効果の検証が行われ OS，PFS，RR ともに Bmab 併用群が有意に上回る結果であった[9]。さらに一次治療で Bmab を使用した症例に二次治療で Bmab を継続する bevaci-zumab beyond PD（BBP）の意義について検証した ML18147 試験では，OX ベースの一次治療を行った症例は二次治療で IRI ベースの化学療法を，IRI ベースの一次治療を行った症例は二次治療で OX ベースの化学療法を行い，Bmab の二次治療でも継続する群と継続しない群の比較を行い，Bmab 継続群が OS，PFS ともに有意に優れていた[10]。

　そして，最近の臨床試験で本邦の実臨床を最も反映しているのが一次治療において mFOLFOX6＋Bmab に対する FOLFIRI＋Bmab の非劣性を検証した WJOG4407G 試験である。主要評価項目である PFS 中央値がそれぞれ 10.7 ヵ月，12.1 ヵ月（HR 0.905，p＝0.003）と非劣性が検証され，奏効割合でそれぞれ 62%，64%，OS 中央値がそれぞれ 30.1 ヵ月，31.4 ヵ月とほぼ同等の結果であった[11]。

3　有害事象

　VEGF-A を標的とする Bmab の副作用は，大きく心血管系と非心血管系に分けることができる。

1.　心血管系

　①高血圧：過去の臨床試験のメタアナリシスでは，all grade の高血圧が 24%，有意な血圧の上昇が 8% と報告されている[12]。国内特定使用成績調査では，高血圧が 13.46% に報告されており，そのうち重篤例は 0.41% であった。高血圧の機序として，VEGF がレニン-アンジオテンシン系，特にアンジオテンシン I および II 受容体を介して血圧に関わっているとも考えられており，海外ガイドラインなどでは，降圧薬として ACE 阻害薬，ARB（アンジオテンシン II 受容体拮抗薬）が推奨されている。

　②血栓塞栓症：動脈血栓塞栓症は過去の臨床試験のメタアナリシスでは

2.6%[13]，静脈血栓症は 11.9% という結果であった[14]。国内特定使用成績調査では，動脈血栓塞栓症が 0.37%，静脈血栓塞栓症が 1.34% に認められた。

③出　血：過去の臨床試験のメタアナリシスでは Bmab による出血の増加が示されている[15,16]。国内特定使用成績調査では，出血が 11.80% に発現し，そのうち 1.34% が重篤な出血であった。出血のうち最も多かったのは鼻出血で 7.86% に認められ，腫瘍関連出血は 0.93% に認められた。

2. 非心血管系

①蛋白尿：過去の臨床試験のメタアナリシスでは Bmab による grade 3 以上の蛋白尿は 2.2% であった[17]。国内特定使用成績調査では，蛋白尿が 4.60% に発現し，そのうち 0.11% が重篤例であった。

②消化管穿孔：過去に米国で行われた大腸癌を対象とした大規模観察研究では，1.9% の症例に消化管穿孔が認められた[18]。国内特定使用成績調査では，消化管穿孔は 0.93%，瘻孔は 0.33% に認められた。

③創傷治癒遅延：国内特定使用成績調査では，1.48% に発現し，0.41% が重篤だった。過去の報告でも Bmab 投与症例の方が術後の創傷治癒遅延が増加する傾向が報告されている[19]。Bmab の血中半減期が 20 日程度とされているため，予定手術は最終投与から少なくとも 28 日，理想的には 6〜8 週後が望ましい。

④可逆性後白質脳症：国内特定使用成績調査では，0.04% に認められた。

4　減量投与基準

高齢者および腎障害，肝障害による用量の調整は必要のない薬剤である。毒性による減量は推奨されていない。重篤なインフュージョンリアクション，待機手術の少なくとも 4 週間前，中等度から重度の蛋白尿（≧2 g/24 時間），降圧薬でコントロール困難な高血圧に関しては休薬が推奨されている。また傷の離開や治療を必要とする創部の合併症，壊死性筋膜炎，瘻孔，消化管穿孔，腹腔内膿瘍，高血圧性クリーゼ，高血圧脳症，重篤な出血，重篤な動脈血栓，肺動脈血栓症を含む grade 4 の静脈血栓症，ネフローゼ症候群，可逆性白質脳症などを起こした場合は，投与を永久に中止する。

【坂東英明】

■ 文　献 ■

1) Shitara K et al：Cancer Sci **107**（12）：1843-1850（2016）
2) Hurwitz H et al：N Engl J Med **350**（23）：2335-2342（2004）
3) Fuchs CS et al：J Clin Oncol **26**（4）：689-690（2008）
4) Saltz LB et al：J Clin Oncol **26**（12）：2013-2019（2008）
5) Yamada Y et al：Lancet Oncol **14**（13）：1278-1286（2013）
6) Loupakis F et al：N Engl J Med **371**（17）：1609-1618（2014）
7) Kabbinavar FF et al：J Clin Oncol **23**（16）：3706-3712（2005）
8) Cunningham D et al：Lancet Oncol **14**（11）：1077-1085（2013）
9) Giantonio BJ et al：J Clin Oncol **25**（12）：1539-1544（2007）
10) Bennouna J et al：Lancet Oncol **14**（1）：29-37（2013）
11) Yamazaki K et al：Ann Oncol **27**（8）：1539-1546（2016）
12) An MM et al：European journal of clinical pharmacology **66**（8）：813-821（2010）
13) Schutz FA et al：Ann Oncol **22**（6）：1404-1412（2011）
14) Nalluri SR et al：JAMA **300**（19）：2277-2285（2008）
15) Hang XF et al：European journal of clinical pharmacology **67**（6）：613-623（2011）
16) Hapani S et al：Oncology **79**（1-2）：27-38（2010）
17) Wu S et al：Journal of the American Society of Nephrology **21**（8）：1381-1389（2010）
18) Kabbinavar FF et al：Eur J Cancer **48**（8）：1126-1132（2012）
19) Scappaticci FA et al：J Surg Oncol **91**（3）：173-180（2005）

2 大腸癌薬物治療に用いられる分子標的治療薬

2) ラムシルマブ

1 作用機序

　血管新生は正常組織における生理機能のひとつだが，病的な血管新生は腫瘍の増殖や転移に関与している。血管内皮増殖因子（vascular endothelial growth factor：VEGF）は，腫瘍細胞，血管内皮細胞，間質細胞より分泌され，VEGF 受容体（VEGFR）の活性化を介して，腫瘍血管新生において重要な役割を果たしている。VEGF には VEGF-A～E，また VEGF の受容体には VEGF-1～3 までのアイソフォームが知られている。各 VEGF はそれぞれ特定の VEGFR に結合する。VEGF-A は VEGFR-2 および VEGFR-1 に，VEGF-B は VEGFR-1 に，VEGF-C と D は VEGFR-2 および VEGFR-3 に結合する。VEGFR-2 はほとんど全ての血管内皮細胞表面に発現しており，VEGF と VEGFR-2 の結合が血管新生において最も重要であると考えられている（図 1）[1]。一方，VEGFR-1 は VEGFR-2 と比較して，VEGF との結合能は約 10 倍とされているが，酵素活性が弱く，細胞内シグナル伝達は比較的弱いとされている。

　ラムシルマブ（Rmab）は VEGFR-2 の細胞外ドメインに特異的に結合する遺伝子組み換え IgG1 ヒト化モノクローナル抗体である。一方，大腸癌，扁平上皮癌を除く非小細胞肺癌，乳癌，卵巣癌，悪性神経膠腫への治療薬として本邦で承認されているベバシズマブ（Bmab）は，VECF-A を選択的に阻害する遺伝子組み換え IgG1 ヒト化モノクローナル抗体である。Rmab は VEGF-A だけでなく，VEGF-C や VEGF-D と VEGFR-2 の結合を阻害することで，癌の血管新生を抑制し抗腫瘍効果を発揮することから，Bmab とは異なる有効性プロファイルを示す可能性が期待される。

2 ラムシルマブの臨床試験

　フッ化ピリミジン，オキサリプラチン，Bmab の併用療法に不応となった

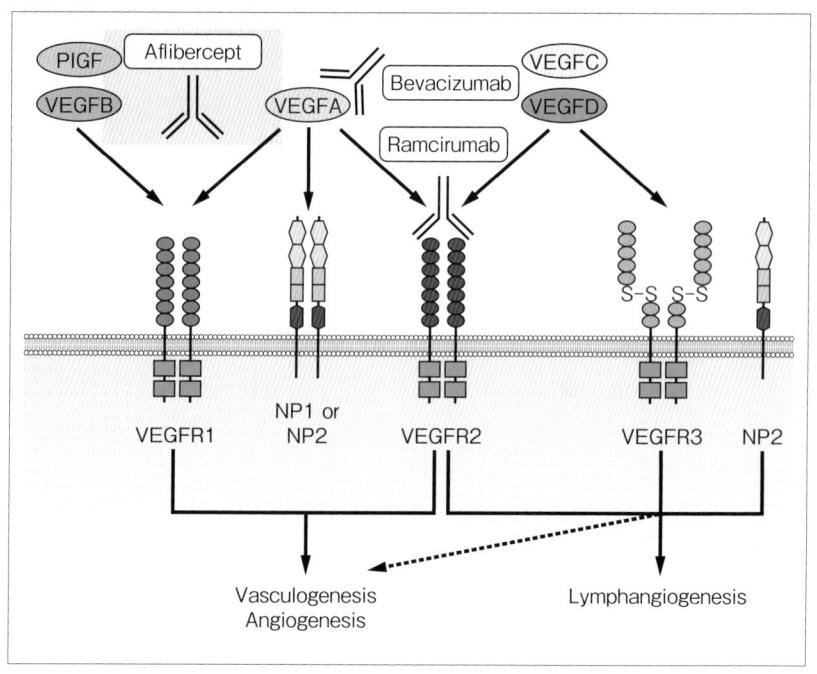

図 1　VEGF と抗体薬の作用機序　　　　　　　　（文献 1）より引用改変）

　進行結腸・直腸癌を対象とした国際共同第Ⅲ相試験において，FOLFIRI ＋プラセボに対して FOLFIRI ＋ Rmab（隔週投与）併用療法は有意な全生存期間の延長（中央値 13.3 ヵ月 vs 11.7 ヵ月 HR ＝ 0.884，p ＝ 0.0219）を示した（RAISE 試験）[2]。副次評価項目である無増悪生存期間についても有意な延長が認められた（中央値 5.7 ヵ月 vs 4.5 ヵ月 HR ＝ 0.793，p ＝ 0.0005）。また日本人においても（サブグループ解析），無増悪生存期間の延長が認められている（中央値 5.7 ヵ月 vs 4.3 ヵ月 HR ＝ 0.835）。

3　ラムシルマブの注意すべき有害事象と減量投与基準

　添付文書における用法および用量は，通常，成人には 2 週間に 1 回，8 mg/kg（体重）をおよそ 60 分かけて点滴静注するとなっている[3]。

　上述した大腸癌患者を対象とした RAISE 試験における主な有害事象の中で，プラセボ群より発現が多く薬剤関連と思われるものは，高血圧（26.1 ％），

表 1　FOLFIRI 療法の減量

薬　　剤	用量段階			
	初回投与量	1 段階減量	2 段階減量	3 段階減量
イリノテカン	180 mg/m^2	150 mg/m^2	120 mg/m^2	100 mg/m^2
5-FU 急速静注	400 mg/m^2	200 mg/m^2	0 mg/m^2	0 mg/m^2
5-FU 持続点滴	2,400 mg/m^2 46〜48 時間	2,000 mg/m^2 46〜48 時間	1,600 mg/m^2 46〜48 時間	1,200 mg/m^2 46〜48 時間

好中球減少（58.8%），血小板減少（28.4%），鼻出血（33.5%），蛋白尿（17.0%）等であった。そのうち grade 3 以上の有害事象は，高血圧（11.2%），好中球減少（38.4%），血小板減少（3.0%），蛋白尿（3.0%）であった。

　以下に比較的頻度の高いもの，特に注意が必要なものに関してそれぞれ対処法を述べる。

1. 血液毒性（好中球減少，血小板減少）

　RAISE 試験において，本剤と FOLFIRI 併用療法では grade 3 以上の好中球減少症が 38.4% と高率に認められたため，適宜投与延期や FOLFIRI の減量などが必要である。**表 1** に，参考までに RAISE 試験における FOLFIRI の減量推奨値を示す。なお，RAISE 試験においてはイリノテカンの初回投与用量は 180 mg/m^2 であるが，本邦での承認用量は 150 mg/m^2 となっていることに注意する。Grade 3 もしくは grade 4 の毒性にて減量を考慮する。

2. 高血圧

　症候性の grade 2，または grade 3 以上の高血圧が現れた場合には降圧薬による治療を行い，血圧がコントロール（目安：収縮期血圧≧160 mmHg または拡張期血圧≧100 mmHg）できるまで休薬する。降圧薬による治療を行ってもコントロールできない場合は休薬する。投与再開時は 6 mg/kg に減量することも考慮する。減量後もコントロールに難渋し，再度休薬した場合は，再開時は 5 mg/kg に減量する。

3．蛋白尿

　蛋白尿が現れた場合には以下の基準を参考に本剤を休薬，減量，または投与を中止する。

　1日尿蛋白量2g以上：初回は1日尿蛋白量2g未満に低下するまで休薬し，再開する場合には6mg/kgに減量する。2回目以降の発現時は1日尿蛋白量2g未満に低下するまで休薬し，再開する場合には5mg/kgに減量する。1日尿蛋白量3g以上，ネフローゼ症候群が現れた場合には投与を中止する。（蓄尿困難な場合は，1日尿蛋白排泄量とほぼ等しい，もしくはよく相関することが知られている尿蛋白/クレアチニン比（UPCR）＝随時尿の尿蛋白定量（mg/dL）/尿中クレアチニン濃度（mg/dL）で代用することが検討される（尿蛋白/クレアチニン比が0.3〜0.5の場合，尿蛋白排泄量は0.3〜0.5g/日程度と推定）。

4．インフュージョンリアクション

　本剤投与によって，頻度が低いもののインフュージョンリアクションが現れることがあり，2回目以降の本剤投与時にも現れることがあるため注意が必要である。Grade 1または2のインフュージョンリアクションが現れた場合は投与中の投与速度を50％減速し，症状の悪化がみられなければ投与を継続する。また次回以降は抗ヒスタミン薬（ジフェンヒドラミン等），解熱鎮痛薬（アセトアミノフェン等），副腎皮質ホルモン薬（デキサメダゾン等）の前投与を行う。Grade 3または4のインフュージョンリアクション発現時は投与を直ちに中止し，原則次回以降の再投与は行わない。

5．その他

　他にも頻度は数％以下であるが，重篤な有害事象による死亡例が報告されているものとして，消化管穿孔，動静脈血栓症，消化管出血などが挙げられる。これらの異常が現れた場合は専門医に相談し，適切な処置を行い，原則本剤の再投与は行わない。

【久保木恭利】

■ 文　献 ■

1）Ellis LM et al：VEGF-targeted therapy：mechanisms of anti-tumour activity. Nat Rev Cancer. http://www.ncbi.nlm.nih.gov/pubmed/18596824 8：579-591（2008）
2）Tabernero J et al：Lancet Oncol **16**（5）：499-508（2015）
3）サイラムザ　医薬品インタビューフォーム，2015 年 3 月（第 1 版）

3) アフリベルセプト ベータ

本邦において 2017 年 3 月 30 日に切除不能再発・進行結腸直腸癌を対象に保険承認され，発売された。二次治療における新たな選択肢となった。

1 作用機序

アフリベルセプト ベータ（AFL）は VEGFR-1 と VEGFR-2 蛋白質の細胞外ドメインの一部をヒト IgG1 の Fc 領域に融合させた遺伝子組み換え融合蛋白質である。VEGF-A/B・PlGF に結合し血管新生を阻害する。

2 効　果

オキサリプラチン（OX）を含むレジメンに不応の患者を対象とし，二次治療において FOLFIRI 療法への AFL の有効性を検証する第Ⅲ相試験である VELOUR 試験が行われた。主要評価項目である生存期間（overall survival：OS）中央値は，AFL 併用群が 13.50 ヵ月，プラセボ群が 12.06 ヵ月（HR 0.817，p = 0.0032）と AFL 併用群で有意な延長を認めた。無増悪生存期間（progression free survival：PFS）中央値も AFL 併用群が 6.90 ヵ月，プラセボ群が 4.67 ヵ月（HR 0.758，p = 0.00007），奏効割合はそれぞれ 19.8％，11.1％（p = 0.0001）と AFL 併用群が有意に優れた結果であった[1]。さらに，前治療におけるベバシズマブ（Bmab）投与の有無や前治療継続期間で分けたサブグループでの AFL の効果についての解析が行われ，Bmab 投与歴の有無や前治療継続期間に関わらず AFL の併用効果が認められた[2,3]。一方，一次治療において OX を含むレジメンへの上乗せ効果を検討した第Ⅱ相試験である AFFIRM 試験では上乗せ効果は認められなかった[4]。これら試験の結果，OX 含有レジメン治療後の二次治療として FOLFIRI との併用での承認が FDA でなされた。国内では FOLFIRI 併用療法での第Ⅱ相試験が行われ，主要評価項目である奏効割合は 8.3％，副次評価項目である OS 中央値 15.6 ヵ月，PFS 中央値 5.4 ヵ月と報告され，本邦においても承認された[5]。

3 バイオマーカー

AFL の治療効果や有害事象を予測するバイオマーカーについて確立したものは現在ないが，VELOUR 試験に登録された患者血漿検体での研究がなされている。Surfactant protein D（SPD）低値，macrophage migration inhibitory factor（MIF）高値，interleukin-8（IL-8）高値症例では AFL の上乗せ効果が高く，効果予測因子になる可能性，IL-8 高値症例では治療によらず OS が有意に長く予後因子である可能性が報告されている[6]。国内第 II 相試験における検討においても IL-8 を含む 8 つの効果予測因子が示唆されており[7]，今後さらなる解析が期待される。さらに，VELOUR 試験の Bmab 治療歴のある群では VEGF-A と PlGF が有意に高値であり，これらが Bmab 抵抗性に関与している可能性，さらに Bmab 耐性症例に AFL の効果が認められる機序である可能性が示唆された[8]。

4 有害事象

VELOUR 試験では AFL 投与群の 83.5% に grade 3 以上の有害事象が認められた。AFL 併用群で多く認められた grade 3/4 の有害事象は好中球減少（36.7%），下痢（19.3%），高血圧（19.1%），倦怠感（16.9%），粘膜炎（13.7%），感染（12.3%），蛋白尿（7.9%）であった。有害事象に伴う治療中止例は AFL 併用群で 26.6%，FOLFIRI 単独群で 12.1% と AFL 併用群で多い傾向にあった[1]。国内第 II 相試験でも grade 3 以上の好中球減少が 61.3% と VELOUR 試験より高頻度に認められたが，その他は同程度であり[5]，日本人においても忍容性は十分であると考えられる。

5 減量投与基準

AFL 投与による有害事象が生じた場合には国内で行われた治験実施計画書の規定に基づき，以下の基準を参考に休薬・減量・中止を検討する。

・好中球減少：$1,500/mm^3$ 以上に回復するまで休薬
・血小板減少：$75,000/mm^3$ 以上に回復するまで休薬
・高血圧・蛋白尿：**表 1** を参照

表 1　高血圧・蛋白尿に関する減量投与基準

有害事象	対　応			
高血圧				
Grade 2	減量せずに投与を継続し，降圧剤による治療を行う。			
Grade 3	150/100 mmHg（高血圧を合併する場合には収縮期血圧 180 mmHg）以下に回復するまで休薬し降圧剤による治療を行う。 ・2 週間以内に回復した場合—1 回目：減量せず 　　　　　　　　　　　　　　 2 回目：2 mg/kg に減量 ・2〜4 週間で回復した場合—2 mg/kg に減量 ・4 週間以内に回復しない場合，および 2 mg/kg に減量しても再発した場合には投与を中止。			
Grade 4 または高血圧に伴う臓器障害が認められる場合	投与を中止する。			

蛋白尿の程度	今回の投与	今回投与後の尿蛋白量	次回投与	次々回投与
1<UPCR*≦2 かつ血尿なし	継　続	<3.5 g/日	≦2 g/日：継続	
			>2 g/日：休薬	≦2 g/日：2 mg/kg に減量
				>2 g/日：中止
		≧3.5 g/日	≦2 g/日：2 mg/kg に減量	
			>2 g/日かつ≦3.5 g/日：休薬	≦2 g/日：2 mg/kg に減量
				>2 g/日：中止
			>3.5 g/日：投与中止	
・1<UPCR≦2 かつ血尿あり ・UPCR>2	休　薬	—	≦2 g/日：継続	
			>2 g/日かつ≦3.5 g/日：休薬	≦2 g/日：2 mg/kg に減量
				>2 g/日：中止
			>3.5 g/日：中止	
2 mg/kg に減量しても再発	中　止			
ネフローゼ症候群血栓性微小血管症	中　止			

＊尿中蛋白/クレアチニン比

・インフュージョンリアクション：軽度・中等度の場合は投与中止後，回復が得られた後に再開。重度の場合には直ちに投与を中止。

6 おわりに

AFL は，切除不能再発・進行結腸直腸癌の二次治療として Bmab，ラムシルマブに加え，新たな治療選択肢となった。それぞれの薬剤をより有効に使用するために，さらなるバイオマーカーの研究が期待される。

【三島沙織・吉野孝之】

■ 文　献 ■

1) Van Custem E et al：J Clin Oncol **30**（28）：3499-3506：2012
2) Tabernero J et al：Eur J Cancer **50**（2）：320-331：2014
3) Van Custem E et al：Target Oncol **11**（3）：383-400：2016
4) Folprecht G et al：An Oncol **27**：1273-1279：2016
5) Satoh T et al：J Clin Oncol **35**（suppl 4S：abstr707）：2017
6) Sims TN et al：J Clin Oncol 2015：**33**（suppl 3：abstr638）
7) Yoshino T et al：J Clin Oncol 2017：**35**（suppl 4S：abstr799）
8) Tabernero J et al：J Clin Oncol 2017：**35**（suppl 4S：abstr592）

4) セツキシマブ

1 作用機序

　セツキシマブ（Cmab）はヒト上皮細胞増殖因子受容体（epidermal growth factor receptor：EGFR）に特異的に結合する IgG1 クラスのモノクローナル抗体である。主な作用機序は EGFR のリン酸化に引き続く細胞内シグナル伝達の受容体レベルでの抑制である。Cmab は EGF などのリガンドが EGFR へ結合するのを競合的に阻害し，EGFR の二量体形成，自己リン酸化を阻害する。また Cmab が結合した EGFR は内在化し，分解が促進することでもシグナル伝達が抑制される。またリツキシマブやトラスツズマブなどの抗体薬においてみられる抗体依存性細胞障害作用（antibody-dependent cellular cytotoxicity）を持つことも示唆されており，免疫学的作用も有すると考えられている。

2 効　果

　転移・切除不能再発進行結腸，直腸癌の一次治療から三次治療においてそれぞれ有効性が示されており，使用可能である（**表1**）[1~8]。

　RAS 野生型の症例において一次治療として抗 EGFR 抗体薬，血管新生阻害薬であるベバシズマブのいずれを先に用いるのがよいかは未だ結論が出ていないが，初回指摘時に切除不能または切除不能・可能の境界と考えられる肝転移症例においては治療による腫瘍縮小により，切除可能となることを期待し用いられることも多い。

　従来本邦では毎週投与にて用いられていたが，欧米では隔週での使用も一般的に行われている。本邦においても前治療歴のある *KRAS* 野生型転移性大腸癌に対して，イリノテカンと Cmab 500 mg/m^{2}併用での隔週投与の結果を検討する第Ⅱ相試験が行われ，Cmab 毎週投与と同等の有効性が示された[9]。

　近年，分子生物学的な profile の違いから原発巣の左右差（右：盲腸-脾弯

表1 セツキシマブに関連する主な臨床試験

Study	regimen	N	Line	RR (%)	PFS (M)	HR	OS (M)	HR
CRYSTAL[1] (KRAS Wt)	FOLFIRI	176	1st	43.2	8.4	0.68 (p=0.02)	21.0	0.84
	FOLFIRI+Cmab	172		59.3	9.9		24.9	
OPUS[2] (KRAS Wt)	FOLFOX	97	1st	34	8.3	0.57 (p=0.064)	18.5	0.855 (p=0.39)
	FOLFOX+Cmab	82		57.4	7.2		22.8	
FIRE-3[3] (KRAS Wt)	FOLFIRI+Bmab		1st	58.0	10.3	1.06 (p=0.547)	25.0	0.77 (p=0.017)
	FOLFIRI+Cmab			62.0	10.0		28.7	
CALGB/SWOG 80405[4] (KRAS Wt)	Chemo+Bmab	559	1st	NA	10.8	1.04 (p=0.55)	29.0	0.925 (p=0.34)
	Chemo+Cmab	578	1st	NA	10.4		29.9	
EPIC[5]	IRI	650	2nd	4.2	2.6	0.692 (p<0.0001)	10.0	0.975 (p=0.71)
	IRI+Cmab	646		16.4	4.0		10.7	
BOND[6]	Cmab	111	3rd	10.8	1.3	0.54 (p<0.001)	6.9	0.91 (p=0.48)
	IRI+Cmab	218		22.9	4.1		8.6	
NCIC CTG CO.17[7]	BSC	285	3rd	0	1.9	0.68 (p<0.001)	4.6	0.77 (p=0.005)
	Cmab	287		8	3.8		6.1	
ASPECCT[8] (KEAS Wt)	Pmab	499	3rd	22.02	4.1	1.002	10.4	0.97 (p=0.0007)
	Cmab	500		19.79	4.4		10.0	

曲，左：下降結腸-直腸）における薬剤の効果の差異が多数報告されている。抗EGFR抗体薬は左側原発の腫瘍に限定されるべきであるという考え方も登場してきている[10]。

3 有害事象

　インフュージョンリアクション（IRR），ざ瘡様皮疹，皮膚乾燥，発疹，爪囲炎，間質性肺炎，低マグネシウム血症などが認められる。これらのうちIRRとざ瘡様皮疹をはじめとする皮膚症状治療継続のために管理が重要であり，その重症度により投与量，投与速度の調節が必要となる。またIRRの90％は初回時に発現しており，特に初回投与の際には注意が必要で，抗ヒスタミン薬などの前投薬が必須である。ざ瘡様皮疹に対しては保湿を中心とし

表2 皮膚症状とセツキシマブの投与量調節

Grade 3 以上の皮膚症状の発現回数	Cmab の投与	投与延期後の状態	用量調節
初回発現時	投与延期	Grade 2 以下に回復	250 mg/m^2 で継続
		回復せず	投与中止
2 回目の発現	投与延期	Grade 2 以下に回復	200 mg/m^2 で継続
		回復せず	投与中止
3 回目の発現	投与延期	Grade 2 以下に回復	150 mg/m^2 で継続
		回復せず	投与中止
4 回目の発現	投与中止		

た皮膚ケアやステロイド外用薬，テトラサイクリン系抗菌薬の投与などが有用とされている。また低マグネシウム血症については血液検査による定期的なモニタリングが望ましいと考えられている。

4 投薬減量基準

1. インフュージョンリアクション

Grade 3 以上：投与を直ちに中止し再投与は行わない。

Grade 1〜2：投与速度を減速し，その後の全ての投与においても減速した投与速度で投与すること。投与速度を減速した後に再度 IRR が発現した場合には直ちに投与を中止し，再投与しないこと。

2. 皮膚症状

Grade 3 以上の皮膚症状が発現した場合には投与を延期し，grade 2 以下になれば投与の再開を検討する。その際，grade 3 以上の皮膚症状発現が何度目であるかにより投与量の調節を**表2**のように行う。

【松島知広・山口研成】

■ 文　献 ■

 1) Van Cutsem E et al：N Engl J Med **360** (14)：1408-1417（2009）
 2) Bokemeyer C et al：Ann Oncol **22** (7)：1535-1546（2011）
 3) Heinemann V et al：Lancet Oncol **15** (10)：1065-1075（2014）
 4) Venook AP et al：J Clin Oncol **32** (5 s)：(suppl：abst LBA3)（2014）
 5) Sobrero AF et al：Clin Oncol **26** (14)：2311-2319（2008）
 6) Cunningham D et al：N Engl J Med **351**：337-345（2004）
 7) Jonker DJ et al：N Engl J Med **357**：2040-2048（2007）
 8) Price T et al：Eur J Cancer **68**：51-59（2016）
 9) Shitara K et al：Invest New Drug **30** (2)：787-793（2012）
10) Tejpar S et al：JAMA Oncol, Oct 10（2016）

5) パニツムマブ

1 作用機序

腫瘍細胞に存在する上皮細胞増殖因子受容体（EGFR）に特異的かつ高親和性に結合し，リガンドの EGFR への結合を競合的に阻害することで腫瘍細胞の増殖を抑制する。

EGFR は上皮由来組織で恒常的に発現している ErbB ファミリーの膜貫通型受容体チロシンキナーゼである。結腸および直腸癌は EGFR 経路が腫瘍の発生原因に関与し，悪性転化に伴って高頻度に発現している。上皮細胞増殖因子（EGF）の EGFR への結合は自己リン酸化を引き起こし，種々のシグナル伝達系が活性化され，細胞の増殖，アポトーシスの抑制，炎症性サイトカインや血管新生因子の産生などを誘導するが，パニツムマブ（Pmab）はこれらを抑制する。

2 効　　果（表1）

国内において，フッ化ピリミジン，オキサリプラチン（OX）およびイリノテカン（IRI）を含む化学療法治療中または治療後に再燃もしくは不応となった転移性結腸・直腸癌患者を対象とした第Ⅱ相臨床試験（20050216 試験）が実施された結果，本剤の有用性が確認された。

EGFR 発現日本人転移性結腸・直腸癌患者 52 例を対象に，臨床第Ⅱ相試験を実施し，登録された被験者 52 例に対し，Pmab 6 mg/kg を 2 週間隔で単独投与した。その結果，主要評価項目の客観的奏効率（修正 RECIST 規準に基づく中央判定）は 13.5%（95%信頼区間：5.6，25.8）（7/52 例）であった。奏効例は全て部分奏効（PR）であり，完全奏効（CR）は認められなかった。また，17 例（33%）は安定（SD）であり，疾患コントロール率（CR＋PR＋SD）は 50%であった。副次的評価項目の無増悪生存期間の中央値は 8.0 週間（95%信頼区間：7.4，11.4），平均値は 12.7 週間，および全生存期間の中央値

表 1　パニツムマブの臨床効果

試験名	n	レジメン	RR	PFS	OS	文　献
PEAK (1st all *RAS* wild)	88	FOLFOX +Pmab	63.6	13	41.3	Schwartzberg LS et al： JCO 32：2240-2247（2014）
PRIME (1st all *RAS* wild)	256	FOLFOX +Pmab	58 (*KRAS*)	10.1	26	Douillard JY et al：Ann Oncol 25： 1346-1355（2014）
SPIRITT (2nd *KRAS* wild)	91	FOLFIRI +Pmab	32	7.7	18	Hecht JR et al：Clinical Colorec- tal Cancer 14（2）：72-80（2015）
WJOG6210G (2nd *KRAS* wild)	59	FOLFIRI +Pmab	46.2	7.4 (all wild)	16.2	Shitara K et al：Cancer Sci 107 （12）：1843-1852（2016）
20050181（*RAS*）	204	FOLFIRI +Pmab	41	6.4	16.2	Peeters M et al：Clin Cancer Res 21（24）：5469-5479（2015）
PICCOLO (2nd *KRAS*)	230	CPT-11 +Pmab	34	5.5	10.4	Seymour et al：Lancet Oncol 14 （8）：749-759（2013）
ASPECCT（3rd）		Pmab	22	4.1	10.4	Price TJ：Lancet Oncol 15（6）： 569-579（2014）

RR：奏効率 ／ PFS：無増悪生存期間 ／ OS：全生存期間

は 9.3 ヵ月間（95％信頼区間：7.1-12.7）であった（最終解析によるデータ）。

　さらに，海外において，フルオロウラシル（5-FU）＋ホリナートカルシウム（LV）＋OX の化学療法レジメン（FOLFOX4）と本剤との併用による第Ⅲ相比較試験（20050203 試験）ならびに日本が参加した国際共同試験として実施された 5-FU＋LV＋IRI の化学療法レジメン（FOLFIRI）と本剤との併用による第Ⅲ相試験（20050181 試験）において *KRAS* 遺伝子野生型の患者における本剤併用群の有用性が確認されたことから，これら海外の試験結果等を合わせて，2010 年 4 月，「*KRAS* 遺伝子野生型の治癒切除不能な進行・再発の結腸・直腸癌」を効能・効果として承認されるに至った。その後，上記20020408 試験，20050203 試験および 20050181 試験の *RAS*（*KRAS* および*NRAS*）遺伝子野生型/変異型患者におけるレトロスペクティブな解析結果から，2015 年 4 月，添付文書の「効能・効果に関する使用上の注意」に「*RAS*（*KRAS* および *NRAS*）遺伝子変異の有無を考慮した上で，適応患者の選択を行うこと」と追記された。

表2 パニツムマブの減量投与基準

Grade 3 皮膚障害発現時の本剤の投与量	本剤の投与	投与延期後の状態	用量調節
6 mg/kg	投与延期	6 週間以内に Grade 2 以下に回復	6 mg/kg または 4.8 mg/kg
4.8 mg/kg	投与延期	6 週間以内に Grade 2 以下に回復	
3.6 mg/kg	投与中止		

3 有害事象

　製造販売後の一定期間に投与症例の全例を登録して実施した調査において，安全性評価対象 3,085 例中 2,595 例（84%）に副作用が認められ，その主なものは，ざ瘡様皮膚炎 1,591 例（52%），爪囲炎 731 例（24%），皮膚乾燥 605 例（20%），低マグネシウム血症 520 例（17%），口内炎 506 例（16%）等であった（2012 年 12 月集計）。

4 減量投与基準

　下痢，皮膚障害を発現した患者では，続発する炎症性または感染性の症状の発現に十分な注意が必要であるが，皮膚障害には**表2**にしたがって減量，延期が勧められている。

【佐藤太郎】

6) レゴラフェニブ

1 作用機序

　レゴラフェニブ（REG）は，細胞増殖や血管新生に関わる複数のキナーゼを標的とする経口のマルチキナーゼ阻害薬/抗悪性腫瘍薬である。主な標的は，血管新生に関わる受容体型チロシンキナーゼ（VEGFR，TIE2）や，腫瘍の増殖に関わる受容体型チロシンキナーゼ（KIT，PDGFR，RET，BRAF）であり，これらを阻害することで抗腫瘍効果を示す。

2 効　果

　現在，適応癌腫は，治癒切除不能な進行・再発大腸癌と消化管間質腫瘍（GIST），最近では肝細胞癌も適応追加となっている。

　標準的治療に耐性となった進行・再発大腸癌患者に対してCORRECT試験が実施された。この試験では，進行・再発大腸癌症例をREG群とプラセボ群に2：1の割合でランダムに割り付けて行われた。その結果，主要評価項目である全生存期間（OS）中央値は，REG群で6.4ヵ月，プラセボ群で5.0ヵ月であり，REG群で統計学的に有意な延長が認められた（HR＝0.77，95％CI：0.64-0.94，p＝0.0052）。また副次評価項目である無再発生存期間（PFS）中央値でも，それぞれ1.9ヵ月，1.7ヵ月であり，やはりREG群で有意に良好であることが示された（HR＝0.49，95％CI：0.42-0.58，p＜0.0001）（図1)[1]。

　サブ解析で特徴的なものとして，①65歳以下の症例，②PS 0の症例，③原発が結腸にある症例で，それぞれHRが0.72，0.70，0.70と，有意な延長を示していた（図2)[1]。

　奏効率はREG群1.0％，プラセボ群0.4％で有意差はなかった。また病勢コントロール率ではREG群41％，プラセボ群15％で，REG群で有意に高かった（p＜0.0001）ものの，腫瘍縮小効果はあまり期待できないが，生存期間は

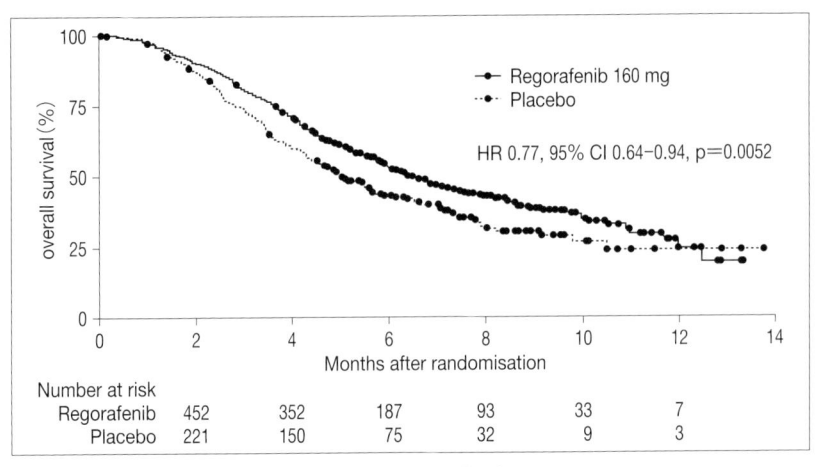

図1　CORRECT 試験における overall survival
(Grothey A et al：Lancet Oncolgy 2013（文献1）より))

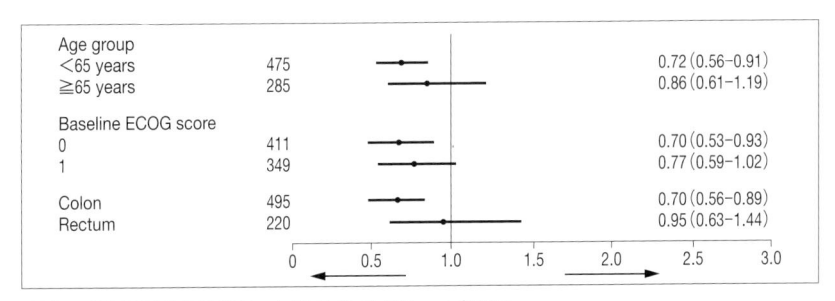

図2　CORRECT 試験におけるサブグループ解析
(Grothey A et al：Lancet Oncolgy 2013（文献1）より抜粋)

統計学的に有意に延長させる薬剤であると考えられる。

3　有害事象

　CORRECT 試験からの報告では，grade 3/4 の重篤な副作用は REG 群 54%，プラセボ群 14%で認められた。そのうち，REG 群で，多く発現したものは手足皮膚反応（17%），疲労（10%），下痢（7%），高血圧（7%），皮疹/落屑（6%）等が高頻度であった。

　日本人のみでのサブ解析で，grade 3 以上の重篤な有害事象が5%以上発現したものは，やはり手足皮膚反応が28%と最も多く，全体と比べても 10%程

表1　レゴラフェニブによる有害事象

Adverse event, n（%）	Japanese subpopulation, n（%）			
	Regorafenib（n＝65）		Placebo（n＝32）	
	Any grade	Grade≧3	Any grade	Grade≧3
Any adverse event	64（99）	52（80）	19（59）	7（22）
Hand-foot skin reaction	52（80）	18（28）	1（3）	0
Hypertension	39（60）	7（11）	1（3）	0
Anorexia	28（43）	6（9）	8（25）	3（9）
Fatigue	28（43）	5（8）	8（25）	3（9）
Proteinuria	26（40）	4（6）	2（6）	0
Thrombocytopenia	25（39）	4（6）	2（6）	0

（Yoshino, T, Komatsu, Y et al；Invest New Drug 2015（文献2）より抜粋）

度高いようであった。次いで高血圧（11%），食欲不振（9%），疲労（8%），蛋白尿（6%），血小板減少（6%）と，多少の違いはあるもののほぼ同じような結果であった。頻度は低いものの CORRECT 試験において，1名の重篤な肝機能障害での死亡例が報告されており，本邦においては注意を要する（**表1**）[2]。

4　減量投与基準

　REG は，一般的に副作用の強い薬剤と考えられており，用量調節が大切である。本項では，最も多い有害事象である手足皮膚反応，高血圧について述べる。

1. 手足皮膚反応

　CORRECT 試験においては，grade 1 の発現の場合は減量せず，保湿を含む対症療法で対処する。Grade 2 以上は，**図3**の如くの対処をすることになっているが，実際には，保湿，除圧，角質処理をしても生じた grade 2 であれば，無理せず休薬し，grade 1 以下に改善したら，1 錠減量の上での開始が望ましいと考える。

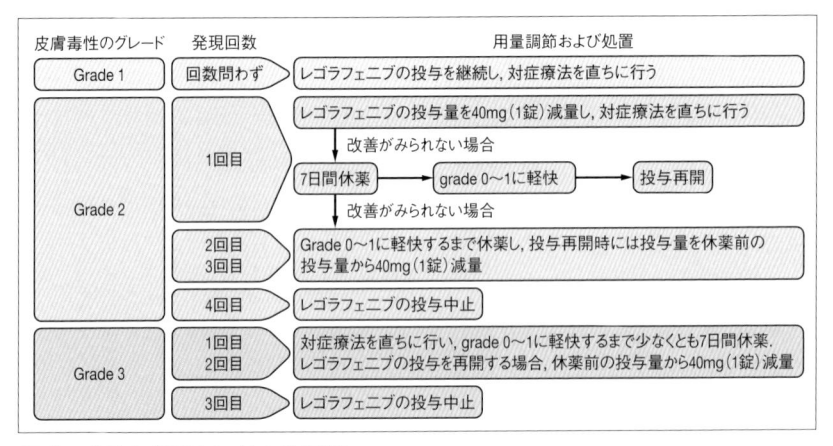

図 3　手足皮膚反応に対する調節

（スチバーガ適正使用ガイドより）

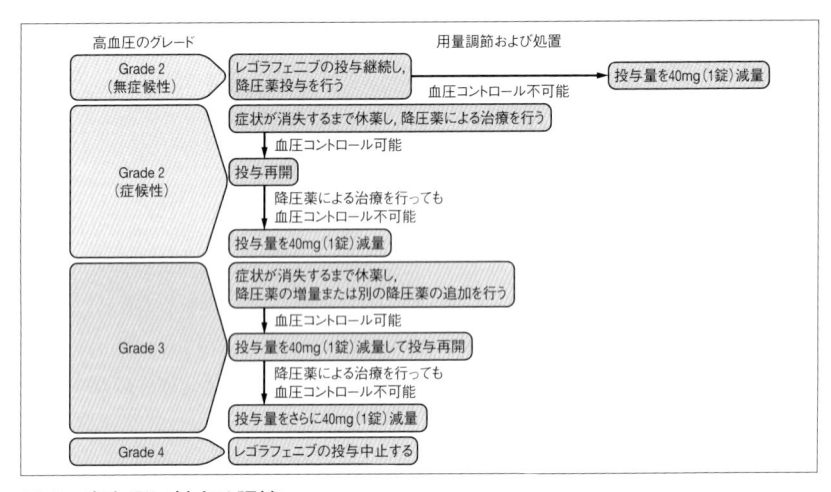

図 4　高血圧に対する調節

（スチバーガ適正使用ガイドより）

2. 高血圧

　治療開始にあたっては，自宅での定期的な血圧測定を推奨する。Grade 1
であれば，そのまま継続。症候性の grade 2 であれば，降圧薬を調整しなが
ら投与は継続する。降圧薬の調整でも降圧しない場合には，REG を 1 錠減量

する。症候性であれば，REG は休止し，降圧コントロールを先行させてから，REG 再開とする。実際にはどの降圧薬を使用しても可であるが，筆者はアンジオテンシンⅡ受容体拮抗薬（ARB）からスタートし，ARB の増量で対処できない場合には，Ca 拮抗薬や，利尿薬の併用も検討する（**図 4**）。

　その他，各種有害事象も，きちんとしたフォローアップでほとんどコントロール可能である。

　一般的に，REG は副作用がコントロールできずに早期に中止となり，その効果が得られないうちに投与が終了してしまっているケースが少なくない。REG の重篤な有害事象の発現は，投与初期〜2ヵ月以内に生じることがほとんどであるので，患者に副作用マネージメントについて詳細に説明し，適切な減量などを実施することでコントロールを試みる。

【小松嘉人】

■ 文　献 ■

1) Grothey A, Van Cutsem E, Laurent D et al：Lancet **381**（9863）：303-312（2013）
2) Yoshino T, Komatsu Y, Ohtsu A et al：Invest New Drugs **33**（3）：740-750（2015）

作用機序の違いを考慮した治療戦略の進め方。ポイントは？

　切除不能進行・再発大腸癌の化学療法では，作用機序の異なる3つの分子標的治療薬（抗 EGFR 抗体薬，血管新生阻害薬，マルチキナーゼ阻害薬）が用いられる。分子生物学的な特徴の違いによって，その効果を予測することが可能かどうか検討すべく，数々のバイオマーカー研究が行われたが，確立されたものは抗 EGFR 抗体薬の無効を予測する *RAS* 遺伝子変異のみである。

　RAS 野生型の症例では，フロントライン治療において抗 EGFR 抗体薬と血管新生阻害薬をどう使い分けるかが臨床的疑問点であり，殺細胞性抗がん薬との併用にて両薬剤を直接比較する臨床試験が一次治療，二次治療において行われた。一次治療では，FIRE-3 試験[1]，CALGB80405 試験[2]，PEAK 試験[3]の主解析の結果，生存期間の違いについての一貫した結論は得られなかったが，後解析の結果，左側大腸癌で抗 EGFR 抗体薬の効果が顕著であること，また抗 EGFR 抗体薬を併用する方が early tumor shrinkage（ETS）と deepness of response（DpR）が良好であることが分かり，両薬剤の効果の表れ方に違いが見出されてきた。これらを考慮し，近年では原発部位の違いや治療のゴール（Cytoreduction または Disease control）を意識した治療戦略の組み立て方が提唱され，欧米でのガイドラインに反映されている。一方，二次治療においては，ベバシズマブ（Bmab）既治療例を対象に行われた SPIRITT 試験[4]，WJOG6210G 試験[5]，PRODIGE18 試験[6]でいずれも両薬剤で生存期間に有意な差は認めず，原発部位での効果の違いや ETS・DpR の違いについてはまだ十分に検討されていない。

　RAS 変異型の症例では，一次治療で Bmab，二次治療では beyond progression として3種類の血管新生阻害薬（Bmab，ラムシルマブ，アフリベルセプト ベータ）のいずれかが投与される。二次治療での血管新生阻害薬は，各々阻害するリガンドやレセプターが異なるが，生存延長効果としてはほぼ同様の結果であり，現状では副作用のプロファイルやコストなどを考慮し使い分けている。

【新井裕之・中島貴子】

■ 文　献 ■

1) Heinemann V et al：Lancet Oncol **15**：1065-1075（2014）
2) Venook AP et al：J Clin Oncol **32**：abstr LBA3（2014）
3) Schwartzberg LS et al：J Clin Oncol **32**：2240-2247（2014）
4) Hecht JR et al：Clin Colorectal Cancer **14**：72-80（2015）
5) Shitara K et al：Cancer Sci **107**：1843-1850（2016）
6) Hiret S et al：J Clin Oncol **34**：abstr 3514（2016）

Pin Point 5　同じ作用機序を持つ分子標的治療薬をどう使い分けるか？

①血管新生阻害薬の使い分け

　最も問題になるのは，二次治療にてベバシズマブ（Bmab），アフリベルセプト ベータ（AFL），ラムシルマブ（Rmab）のうち，どれを選択するかであろう。

　Bevacizumab beyond PD（BBP）の意義を検証した第Ⅲ相試験（ML18147試験）[1]，二次治療でFOLFIRI療法へのAFL上乗せ効果を検証した第Ⅲ相試験（VELOUR試験）[2]，一次治療にフッ化ピリミジン系/オキサリプラチン（OX）/Bmabを用いた患者を対象に，FOLFIRI療法による二次治療でRmab上乗せ効果を検証した第Ⅲ相試験（RAISE試験）[3]につき解説する。

　上記3つの試験を単純に比較することは難しいが，各々の一次治療の規定をみると，ML18147試験ではOXまたはイリノテカン（IRI）ベースの化学療法とBmabの併用（一次治療が3ヵ月以内にPDとなった症例は除外）症例，VELOUR試験ではOXベースの化学療法（Bmab併用の有無を問わない）を受けた症例，RAISE試験ではBmabとOX，フッ化ピリミジンによる化学療法を受けた症例となる。結果として，ML18147試験，RAISE試験では全例が一次治療にてBmabを使用していたが，VELOUR試験ではBmabの使用は約30.4％の症例（ただし，前治療にBmabが投与されているサブグループでも無増悪生存期間（PFS），全生存期間（OS）ともにAFL併用群で延長が認められ[4]，さらに前治療でBmab投与かつ前治療のPFSが9ヵ月以内の症例でもAFL併用群でPFS，OSともに良好であった[5]）となっている。

　各試験の治療効果（OSのHR）の比較では，ML18147試験で0.81，VELOUR試験では0.817（一次治療でBmab使用の症例では0.862），RAISE試験が0.84と，二次治療での3剤のOS上乗せ効果はほぼ同様であった。毒性では，消化管出血，消化管穿孔，動脈血栓，静脈血栓，創傷治癒遅延などの重篤な副作用は，3剤で大きな差を認めなかった。

　また，RAISE試験では一次治療におけるPFSが6ヵ月以上と6ヵ月未満のサブグループでRmabの併用効果が検討された。本試験にはML18147試験で除外された「一次治療が3ヵ月以内にPDとなった症例」も登録されており，PFSが6ヵ月未満の比較的予後不良と思われるグループでPFSのHRが0.68（P=0.0042），OSのHRが0.86（P=0.2759）と，Rmabの上乗せ効果が示された[6]。

　以上より，Bmab，AFL，Rmabとも一次治療でBmabを用いた症例にも効果が期待できる。また，あくまでサブ解析の結果であるが，Bmabは一次治療が3ヵ月

以内に PD となった症例は除外されている一方, Rmab は一次治療の PFS が 6 ヵ月未満 6 ヵ月以上のいずれの群にも上乗せ効果がある可能性[6], AFL は Bmab を用いた一次治療の PFS が 9 ヵ月未満, 9 ヵ月以上いずれの群でも上乗せ効果がある可能性[5]が報告されている。今後の使い分けに関しては, 毒性のプロファイルの違いなどがポイントとなる。なお, 現時点では血管新生阻害薬の使い分けに関するバイオマーカーは確立されておらず, 今後の解析が期待される。

②抗 EGFR 抗体薬の使い分け

　セツキシマブ（Cmab）とパニツムマブ（Pmab）の使い分けにつき考察する。

　両薬剤の製剤の違いをみると, Cmab はキメラ型抗体。インフュージョンリアクション予防のため抗ヒスタミン剤と副腎皮質ステロイド剤の投与が推奨されており, 投与は週 1 回となる。一方, Pmab は完全ヒト型抗体で, インフュージョンリアクションの頻度は低く, 2 週に 1 回の投与である。

　一次治療, 二次治療で化学療法との併用による Cmab, Pmab の直接の比較は行われていないが, 一次治療で FOLFIRI 療法への Cmab の上乗せ効果をみた第Ⅲ相試験（CRYSTAL 試験）, FOLFOX 療法への Cmab 上乗せ効果を検討した第Ⅱ相試験（OPUS 試験）, FOLFOX 療法への Pmab 上乗せ効果を調べた第Ⅲ相試験（PRIME 試験）のデータからは, 両薬剤ともほぼ同等の治療効果が期待できると考える。

　一方, IRI/OX ベースの化学療法で耐性・不耐となった KRAS exon 2 野生型症例を対象に, Cmab 単剤と Pmab 単剤の非劣性を検証した第Ⅲ相試験（ASPECCT 試験）では, 主要評価項目の OS で非劣性を検証し（P＝0.0007, OS 中央値：Pmab 群 10.4 ヵ月, Cmab 群 10.0 ヵ月（HR 0.97））, 両剤の治療効果はほぼ同等であった。

　ASPECCT 試験の結果をみると, 両群の毒性の比較として前述の通り Cmab 群で grade 3〜4 のインフュージョンリアクションが多い一方, grade 3〜4 の低マグネシウム血症は Pmab 群で多い結果であった。皮膚毒性についてはおおむね同様の頻度であった[7]。

　Cmab と Pmab の治療効果に大きな差はなく, 両者の投与スケジュール, 毒性の違いを考慮して使い分けることが最善と考える。　　　　　　　　【坂東英明】

■ 文 献 ■

1) Bennouna J et al：Lancet Oncol **14**（1）：29–37（2013）
2) Van Cutsem E et al：J Clin Oncol **30**（28）：3499–3506（2012）
3) Tabernero J et al：Lancet Oncol **16**（5）：499–508（2015）
4) Tabernero J et al：Eur J Cancer **50**（2）：320–331（2014）
5) Van Cutsem E et al：Targeted oncology **11**（3）：383–400（2016）
6) Obermannova R et al：Ann Oncol **27**（11）：2082–2090（2016）
7) Price TJ et al：Lancet Oncol **15**（6）：569–579（2014）

Pin Point 6

RAS 遺伝子変異症例に対する血管新生阻害薬。治療完遂のポイントは？

　RAS 遺伝子変異型には，抗 EGFR 抗体が使用できないため血管新生阻害薬を取り入れた治療をいかに長く，上手に継続していくかが予後をより延長させるキモとなる。日本においては，一次治療においてベバシズマブ（Bmab），二次治療においては，一次治療における血管新生阻害薬からの継続使用も含め Bmab およびラムシルマブ（Rmab），アフリベルセプト ベータ（AFL）の使用が可能である。また，三次治療以降においてはレゴラフェニブ（REG）が使用できる。よって *RAS* 変異型大腸癌においては一次治療から三次治療以降まで血管新生阻害薬は常に出番がある薬剤である。

　大腸癌の治療においては，血管新生阻害薬単剤（Bmab および Rmab，AFL）での効果は証明されていないため，backbone である化学療法剤（FOLFOX，CapeOX，FOLFIRI など）との併用が必要である（なお，Rmab および AFL は FOLFIRI 療法と併用にて承認されている。）。

　血管新生阻害薬（Bmab および Rmab，AFL）を長期継続使用することによる不利益は比較的少ない。例えば，一次治療から二次治療へ継続使用した場合の臨床試験や観察研究においては，マネージメントが必要となる，もしくは強化する必要がある高血圧の頻度はやや多くなるものの，致命的な有害事象（動脈塞栓など）の頻度は変わらないとされる。出血や消化管穿孔の頻度は低いものの，若干頻度が上昇するとの報告もあるので，患者背景において個別に注意する必要はあるかもしれないが，一般的には懸念されるほどの頻度ではない。蛋白尿は致命的（ネフローゼ症候群など）になることは少ないが，頻度は上昇する傾向にはあるので，長期投与に至った際には，病勢を考慮しつつ，一時休薬することは推奨されるかもしれない。よって血管新生阻害薬を長く，上手に継続していくためには，末梢神経障害を伴うオキサリプラチンをどのように on-off していくかなど backbone の化学療法を上手に継続することが血管新生阻害薬を長く継続していくことにつながると考えられる。

　一方で，三次治療以降における REG に関しては，消化器毒性，倦怠感，手足症候群など患者の QOL を低下させる有害事象が懸念される。しかしながら延命効果が証明されている薬剤であり，早期に毒性中止に至らないようマネージメントすることが重要である。上記の有害事象は比較的早期に発現する傾向があり，状況によっては週単位で患者より症状を報告してもらい，早期の休薬，早期の減量で対応することによって，継続性が向上し，延命効果につながることが期待される。　　　　　　　　　　　　　　　　　　　　　　【久保木恭利】

Pin Point 7　血管新生阻害薬により，安全に有効性を上げるコツは？

　FOLFOX/CapeOX±ベバシズマブ（Bmab）の第Ⅲ相試験（NO16966 試験）[1]で Bmab による奏効割合の上乗せがなかったように，Bmab は FOLFOX や FOL-FIRI などの腫瘍縮小効果の強いレジメンへの腫瘍縮小の上乗せが期待できる薬剤とは言えない。一方で，Bmab 併用により肝転移の形態学的変化（morphologic response）が得られやすく，かつ縮小せずとも予後が良好となることが示されており[2]，腫瘍縮小と関係なく予後延長が期待できる薬剤と言える。

　一次治療の 5-FU/ホリナート（FL）＋Bmab[3]と二次治療の Bmab 不応後継続使用（BBP）[4]では，5 mg/kg から 10 mg/kg（2 週毎）へ増量しても予後は改善せず，1 回投与量を増量することでの予後延長は示されていない。一方で，FOLFOX/CapeOX＋Bmab 後の維持療法としての FL/カペシタビン＋Bmab vs. Bmab 単剤 vs. 無治療の第Ⅲ相試験（AIO0207 試験）の無増悪生存期間が，無治療より Bmab 単剤が有意に良好であったこと[5]や，TML18147 試験において BBP の有効性が検証された[6]ことから，Bmab を長期間投与することが予後の改善につながる可能性がある。

　よって，血管新生阻害薬の有効性を高めるためには，有害事象発現時に安易に Bmab，ラムシルマブ，アフリベルセプト ベータを中止しないことが重要である。以下にポイントを示す。

①殺細胞性抗がん薬（CT）による有害事象：同量で継続。

②静脈血栓塞栓症：抗凝固療法が安定（PT-INR と APTT が治療域内，抗凝固療法開始から 2 週間経過，grade 3 以上の出血がない）していれば再開。

③出血：脳出血は grade 1，肺出血は grade 2，その他の出血は grade 3 以上で中止。脳出血以外は，grade 0 で再開。

④高血圧：血圧 160/100 mmHg 以上の持続で休薬を考慮するが，降圧薬併用により短期休薬を目指す。

⑤蛋白尿：3＋でも，尿蛋白量 2 g/日以下もしくは尿蛋白/クレアチニン比 3.5 以下であれば投与を考慮。

⑥創傷治癒遅延（大手術）：術後 4 週以内はまず CT を開始，4 週以降の早期に併用。術前 4 週以内は CT のみ投与。CV ポート造設等の小手術では休薬不要。

⑦動脈血栓塞栓症，消化管穿孔，瘻孔形成：中止し，再投与しない。

【舛石俊樹・谷口浩也】

■ 文　献 ■

1） Saltz LB et al：J Clin Oncol **26**：2013-2019（2008）
2） Shindoh J et al：J Clin Oncol **30**：4566-4572（2012）
3） Kabbinavar F et al：J Clin Oncol **21**：60-65（2003）
4） Iwamoto S et al：Ann Oncol **26**：1427-1433（2015）
5） Hegewisch-Becker S et al：The Lancet Oncology **16**：1355-1369（2015）
6） Bennouna J et al：The Lancet Oncology **14**：29-37（2013）

Pin Point 8 抗EGFR抗体薬による*RAS*遺伝子野生型症例への治療。次治療の選択は？

　抗 EGFR 抗体薬は *RAS* 遺伝子野生型にのみ効果があることが知られている。特に奏効率については殺細胞性抗がん薬（mFOLFOX6，FOLFIRI など）への上乗せ効果があることが各臨床試験で証明されている。したがって，腫瘍を縮小させ，conversion 手術を考慮する場合に抗 EGFR 抗体薬は積極的に使用されることが多い。ただ，*RAS* 野生型であっても効果が少ない症例があり，それらの症例では抗 EGFR 抗体薬の継続使用でかえって長期予後を悪くする可能性もある。したがって，抗 EGFR 抗体薬を 2 ヵ月程度使用しても腫瘍縮小の少ない症例については継続使用を再考するのもひとつの考え方である。

　また最近では，右結腸と左結腸および直腸で抗 EGFR 抗体薬の治療効果が異なることが複数の臨床試験の後解析で報告された。脾彎曲を境界とする右結腸では，*RAS* 野生型であっても，抗 EGFR 抗体薬投与群は血管新生阻害薬投与群に比べ生存期間が短い傾向にある。右結腸と左結腸の genetic background の違いからこのような結果となることが推測されている。したがって，右結腸では *RAS* 野生型であっても一次治療においては抗 EGFR 抗体薬の使用には注意を要する。右結腸では，腫瘍縮小の明確な目的があるときに限って抗 EGFR 抗体薬の使用を検討すべきと考えられる。ベバシズマブと異なり，二次治療における抗 EGFR 抗体薬の継続使用のエビデンスはないため，抗 EGFR 抗体薬を用いた一次治療後に PD となった症例には抗 EGFR 抗体薬の再投与は行われない。

【中西良太・沖　英次】

3 個別化治療と薬剤
―バイオマーカーを用いた治療法の選択

1 個別化治療の考え方とバイオマーカーが示すもの

　大腸癌化学療法における個別化治療とは，バイオマーカーによって各症例に対する薬剤の治療効果や副作用の発現頻度をあらかじめ予測し，それをもとに薬剤を選択することである。個人に対するすべての薬剤の効果を遺伝子学的な方法により予測できることが期待され，個別化医療（personalized medicine）という用語が使われてきたが，最近ではより現実的に precision medicine と呼ばれることが多い。両者はほとんど同じ意味として扱われることが多いが，後者は直訳すれば精密医療となり，患者をいくつかのバイオマーカーや臨床的因子によって層別し，精密な治療を行っていくという考え方である。

　現在保険診療内で，大腸癌の薬物治療に直接関係があり，バイオマーカーとなり得る遺伝子異常は *RAS* 遺伝子変異と *UGT1A1* 多型である。しかし実際には大腸の薬剤選択と治療方針決定に関わるバイオマーカーと考えられているものには，*BRAF*，MSI status，*HER* 増幅，*c-Met* 増幅などがある。原発部位も薬剤選択には重要なバイオマーカーとなる可能性がある。近い将来，有効な化学療法を選択するためにこれらバイオマーカーのすべてを確認することが一般的となるだろう。さらに Oncomine® Cancer Research Panel のように NGS（次世代シーケンサー）より多くの遺伝子を解析し治療に活かすことができるようになることも期待される。

　現在，バイオマーカーの検討には切除検体やバイオプシーによる病理標本から抽出した DNA が用いられている。バイオプシーが不可能な部位の場合，再発例でも数年前の切除検体の病理標本から得られた結果で薬物選択を行うしかないのが現状である。生検材料は可能なかぎり再発巣のものを用いることが評価には適していると考えられるが，リピートバイオプシーは侵襲が高い。将来は血液に含まれる遊離癌細胞を用いたリキッドバイオプシーの解析

が行われることになると予想される。

1. *RAS* 遺伝子

RAS 蛋白は 188〜189 個のアミノ酸からなる約 21 kDa の GTP 結合蛋白である。EGFR-RAS-RAF-MAPK 経路における細胞内情報伝達の因子であり、細胞の分化・増殖に関わる。*RAS* 変異測定の際は *KRAS* および *NRAS* 遺伝子のエクソン 2（codon12, 13）、3（codon59, 61）、4（codon117, 146）の変異を測定することが望ましいとされている。*RAS* 変異症例は抗 EGFR 抗体薬による治療効果が得られないことが知られており、抗 EGFR 抗体薬は *RAS* 野生型症例に使用が限定される。*RAS* 変異症例は、RAS 蛋白の恒常的な活性化と下流の細胞増殖シグナルの活性化が誘導されている。大腸癌における *RAS* 変異の頻度は *KRAS* 変異 34.6%、*NRAS* 変異 3.7% 程度と報告されている[1]。すべてを含めて、*RAS* 変異型と判断される。

2. *BRAF* 遺伝子

BRAF 蛋白は 766 個のアミノ酸からなる約 84 kDa の蛋白で、セリン/スレオニンキナーゼである Raf ファミリーのメンバーである。上記 *RAS* 遺伝子とともに EGFR-RAS-RAF-MAPK 経路の因子である。BRAF 蛋白の中にある活性化ループの特定のアミノ酸に変異（V600E）を認める場合、BRAF 蛋白の活性化が休止状態に入らず、酵素は恒常的な活性状態になってしまう。この codon600 の部位のバリンがグルタミン酸に変わる点突然変異は発癌性変異とされ、*BRAF* 遺伝子変異の半数以上を占める。*BRAF* 変異を有する症例は右側結腸癌、低分化型腺癌、高度のマイクロサテライト不安定性を示す症例が多いことが知られている[2]。大腸癌における *BRAF* 変異の頻度は約 10% 程度と報告されている。進行・再発大腸癌に対する BRAF 阻害薬は現時点では臨床試験として検討されている。最近、悪性黒色腫に有効なベムラフェニブを Cmab およびイリノテカン（IRI）と併用での phase Ib 試験の結果が報告された[3]。このほかにも多くの臨床試験が進行中である。

3. UGT1A1

UGT1A1 蛋白は topoisomerase 阻害薬である IRI の活性代謝産物 SN-38 を不活性体 SN-38 G へ変換するグルクロン酸抱合経路の肝内代謝酵素である。UGT1A1 遺伝子の*6,*28 のダブルヘテロ接合体,あるいはそれぞれをホモ接合体としてもっている症例は UGT1A1 のグルクロン酸抱合能が低下し,SN-38 の代謝能が低下することで,IRI 投与時の grade 3 以上の好中球減少や下痢などの重篤な有害事象が発現する可能性が高くなる。UGT1A1 遺伝子多型は欧米と比較してアジアに多く,日本人における UGT1A1*6,UGT1A1*28 のポリモルフィズムのアレル頻度は 13.0～17.7%,8.6～13.0%と報告されている。

4. MSI（microsatellite instability）

全大腸癌の発癌の原因として,その 10～20%は DNA ミスマッチ修復遺伝子の異常が原因で生じている。ミスマッチ修復遺伝子（mismatch repair gene：MMR）が異常な場合,ゲノム上に存在する繰り返し配列であるマイクロサテライト領域の長さの異常が生じる。このような癌を MSI-H（high）大腸癌もしくは MMR 大腸癌と呼んでいる。MSI-H 癌では,ミスマッチ修復遺伝子の異常が生じた結果,DNA 複製の際に生じた遺伝子異常を修復できず,遺伝子異常が蓄積して癌が生じるとされる。ミスマッチ修復遺伝子の生殖細胞系列の変異例は遺伝性のリンチ症候群を生じる。そのほかの多くは,ミスマッチ修復遺伝子 hMLH1 のプロモーター領域のメチル化による散発性 MSI-H 癌である。近年,遺伝子プロモーター領域が高頻度に CpG メチル化されている CpG island methylator phenotype（CIMP）という概念も提唱されており,散発性 MSI-H 癌の多くが CIMP を呈すると報告されている。MSI-H 大腸癌は BRAF 変異症例,右側結腸癌,低分化型腺癌に多いとされる。また切除例の予後は比較的良好であり,再発転移を生じにくく,5-FU に対する感受性が不良であるとされている。一方で,再発例の予後は不良である。MSI-H 大腸癌は neoantigen を生じやすく,このため免疫が活性化しており免疫チェックポイント阻害薬の高感受性であることが知られている[4]。

5. ETS（early tumor shrinkage：早期腫瘍縮小）

　治療薬剤に対して ETS を示す症例はそうでない症例と比較して予後が良好であることが示唆されており，近年臨床的バイオマーカーとして提唱されている。これはもともと乳癌の臨床試験により提唱された概念であるが，大腸癌領域においても各種臨床試験の後解析において ETS の予後予測因子としての意義は確認されている。例えば CRYSTAL 試験や OPUS 試験においては FOLFIRI 群や FOLFOX4 群にセツキシマブ（Cmab）を上乗せした場合，ETS を達成する症例が増加し，ETS 群では良好な予後が得られている[5]。また TRIBE 試験においても FOLFIRI＋ベバシズマブ（Bmab）群に対してFOLFOXIRI＋Bmab 群で ETS を達成する症例が増加することが報告されている[6]。ただし大腸癌治療における ETS の定義は確立しておらず，治療開始から 6〜8 週の時点での画像所見で，腫瘍が 10〜20% 以上縮小した場合をETS と定義することが多い。

6. 大腸癌原発の左右差

　最近では，右結腸と左結腸および直腸で抗 EGFR 抗体薬の治療効果が異なることが報告されている。これまでに行われた血管新生阻害薬と抗 EGFR 抗体薬を比較した 3 つの試験，FIRE-3 試験，PEAK 試験，CALGB80405 試験[7]すべてで，右側結腸では抗 EGFR 抗体薬を使用した症例群の生存率が血管新生阻害薬を使用した症例群より不良であった。既に米国の national complihensive cancer network（NCCN）ガイドライン 2017 年版では，抗 EGFR 抗体薬の一次治療は左側大腸癌に限定されている。もともと右結腸では *BRAF* 変異をはじめとする，さまざまな薬剤感受性に関わる遺伝子変異の頻度が高く，左大腸では *p53* 変異や染色体構造異常を伴う変化が多いことが知られている。左右原発の違いはバイオマーカーとしては簡便であるので日本でも考慮されるべきであるが，右左大腸のバイオロジーの違いの議論なしに，一概に右結腸，左結腸で薬剤を選択することには異論も多い。

2　バイオマーカーと分子標的治療薬

　現在保険診療において，分子標的治療薬の選択に関わるバイオマーカーは *RAS* 変異のみである。前述したように *RAS* 野生型症例は分子標的治療薬として抗EGFR抗体薬を併用した化学療法の奏効率が高いことが報告されている。*RAS* 野生型症例において Cmab は CRYSTAL，OPUS 両試験においてFOLFOX4，FOLFIRI への上乗せ効果が証明されている。パニツムマブ（Pmab）も PRIME 試験において，FOLFOX4 療法に対する progression free survival（PFS）の有意な上乗せ効果が証明された。同試験では *KRAS* 解析のみでは overall survival（OS）の有意な上乗せは認めず，All *RAS* 解析にて OS の有意な延長が示されている。ただし抗 EGFR 抗体薬と血管新生阻害薬を比較した FIRE-3 試験や PEAK 試験，CALGB80405 試験の *RAS* 野生型症例の解析において，それぞれの試験のプライマリーエンドポイントでは，抗 EGFR 抗体薬群の優位性が示されなかったことから，*RAS* 野生型症例で抗EGFR抗体薬と血管新生阻害薬のどちらを一次治療として選択するかはまだに議論の分かれるところである。

　一方，抗 EGFR 抗体薬は ETS 率や DpR 率が高いことが知られており，FIRE-3 試験の独立画像評価でも，FOLFIRI＋Cmab 群が FOLFIRI＋Bmab 群と比較して ETS 率が有意に高く，DpR 率も高いことが示されている[9]。Conversion surgery としての切除率という観点でも，PRIME 試験において，FOLFOX6 との Pmab の併用で肝切除率が18％から28％と増加する。CRYSTAL 試験や OPUS 試験においても Cmab の併用によって肝切除率は4.5％，4.1％からそれぞれ9.8％，9.1％と増加している。

　近年 FIRE 3 試験，CALGB80405 試験の後解析の結果より，右側結腸癌は *RAS* 野生型でも抗EGFR抗体薬の効果が低く，左側結腸癌では逆に抗EGFR抗体薬の効果が高いことが報告された[10]。今後原発巣の部位（sidedness）も抗 EGFR 抗体薬の選択に有用なバイオマーカーとなる可能性がある。

　近年では Oncomine® Cancer Research Panel や CancerPlex® などに代表される次世代シーケンサーを用いた多くの癌関連遺伝子を同時に解析する癌遺伝子解析パネルが実用化されている。これらを用いれば，大腸以外の癌で

使用している薬剤や，開発中の新規分子標的治療薬に対する感受性が予測できる可能性がある。現在この検査は日本では臨床研究として行われているが，米国では自由診療として既に行われている。

3　個別化治療の考え方に基づいた治療方針選択の実際

　個別化治療を実践する上では，まず正確な治療前評価が重要である。患者の背景，各種バイオマーカーの結果や画像結果（CT，MRI，PET-CT 等）を総合し，ひとりひとりに合った治療方針を決定する。腫瘍内科医，消化器外科医，肝臓外科医，呼吸器外科医，放射線科医などを含めた症例カンファレンスを行うことが望ましい。治療方針の決定には，最新の ESMO コンセンサスガイドラインの考え方が参考となる[11]。本ガイドラインではまず症例を，積極的な治療ができる場合，何らかの理由で治療に適さない症例の2つに分類して，さらに薬物治療が可能な症例に対しては，治療の目標を，切除可能例，Cytoreduction（腫瘍縮小）および Disease control（病勢コントロール）の3つに分けて治療に取り組むことが推奨されている。それぞれで，治療目標において，さらにバイオマーカーで初回治療法を選択する。*RAS*野生型では初回治療として抗 EGFR 抗体薬を積極的に選択することを推奨している。切除不能例でも，将来的に切除が可能になるかもしれない症例は，Cytoreduction を治療目標とし，細かな再評価が必要である。縮小効果がなければ治療目標を Cytoreduction から Disease control に変更することもある。

【中西良太・沖　英次】

■ 文　献 ■

1) http://cancer.sanger.ac.uk/cancergenome/projects/cosmic/
2) De Roock W et al：Lancet Oncol **12**：594-603（2011）
3) Hong DS et al：Cancer Discov **6**（12）：1352-1365（2016）
4) Le DT et al：N Engl J Med **372**（26）：2509-2520（2015）
5) Piessevaux H et al：J Clin Oncol **31**：3764-3775（2013）
6) Cremolini C et al：Ann Oncol **26**：1188-1194（2015）
7) Heinemann V et al：Lancet Oncol **15**：1065-1075（2014）
8) Elez E et al：Curr Treat Options Oncol **16**：52（2015）
9) Salvatore L et al：ESMO 2014 Abstract（2014）p.515
10) Tejpar S et al：JAMA Oncol 2016 Oct 10［Epub ahead of print］
11) Van Cutsem E et al：Ann Oncol **27**：1386-1422（2016）

Pin Point 9

個別化医療により患者が得られるメリットは？

分子マーカーを利用した個別化医療で患者が得られるメリットは大きく3つ考えられる。1つは，複数の薬剤からより効果の高い治療を選択できることである。大腸癌は転移・再発後でも技術的に切除可能であれば根治的治療も考慮し得る疾患である。薬剤の感受性が予測できれば，効果の高い治療を最初に使うことで，大幅な腫瘍縮小により，切除不能であった転移巣が切除できるようになることもある。切除ができなくても，治療効果の高い薬剤を選択的に使用することで，より長期の予後が期待できる。2つ目は副作用に苦しむ機会が減少することである。治療効果を予測することで，治療効果の低い薬剤が使用されることがなく，結果的にこれら薬剤の副作用に苦しむことはない。また UGT1A1 のように副作用そのものを予測するバイオマーカーもある。副作用が出やすいことがわかれば，1コース目から減量や，強力な支持療法を併用することも可能である。最後に，バイオマーカーには予後因子としての役割がある。たとえば *BRAF* 遺伝子変異例は予後が極めて不良である。予後についてある程度の情報を患者側にも伝えた上で治療選択を行うことも重要である。

【中西良太・沖　英次】

Pin Point 10 原発部位によって薬剤選択や治療方針は変わるのか？

　多発転移の大腸癌患者への一次治療として，化学療法にベバシズマブ（Bmab）あるいはセツキシマブ（Cmab）のどちらを上乗せするのが有効かを検討した臨床第Ⅲ相試験 CALGB/SWOG 80405 における後ろ向き解析の結果，大腸癌の原発巣が右側か左側かで全生存期間の中央値に差があったことが報告されている。

　同試験の一次解析では，Bmab あるいは Cmab のいずれの薬剤の追加でも全生存率あるいは無再発生存率に有意な差はなかった。しかし後ろ向き解析で，KRAS 遺伝子変異のない原発巣が右側の患者 293 例と左側の患者 732 例の患者のデータを解析した。

　原発巣の場所別に割り付けられた薬剤による生存期間の差があるかをみたところ，原発巣が右側の群では Cmab よりも Bmab でより生存期間が長かった（16.7 ヵ月 vs. 24.2 ヵ月）。逆に原発巣が左側の群では Bmab よりも Cmab でより生存期間が長かった（31.4 ヵ月 vs. 36 ヵ月）。同様の結果が FIRE-3 などの他の試験でも確認されている。

　右側に発生する大腸癌は，女性，CIMP high，BRAF 変異陽性，マイクロサテライト不安定性が高い（MSI-H）が多いことが挙げられる。一方，左側に発生する大腸癌は男性に多く，染色体不安定性（CIN）陽性，HER1/HER2 増幅などが特徴的であると述べられている。また，右側と左側の違いとして，発生の違い（中腸ないし後腸）や腸内細菌叢の違いについても指摘され，これらが予後や抗 EGFR 抗体薬の効果の違いに影響を与えている可能性があるとされる。

　生存期間中央値のみで考えると，一次治療においては左側の RAS 野生型には抗 EGFR 抗体薬が，右側には Bmab がより生存期間の延長を期待しやすい。二次治療，三次治療においても同様の結果が観察されるのか，今後のデータに興味がもたれる。今後，分子マーカーによるより詳細な結果が期待されるが，原発部位も参考にしながら薬剤選択をしていくべきである。

【佐藤太郎】

Pin Point 11　バイオマーカーの測定は，すべての症例に行うべきか？

　米国食品医薬品局（FDA）はバイオマーカーを，「正常なプロセスや病的プロセス，あるいは治療に対する薬理学的な反応の指標として客観的に測定・評価される項目」と定義している。薬剤の治療効果・毒性，疾患の予後を予測するのに有用な指標であり，原則化学療法の対象となるすべての症例に測定すべきと考える。

　2017年6月現在切除不能・再発大腸癌で保険承認されているバイオマーカーは，*RAS* 遺伝子変異検査と，*UGT1A1* 遺伝子多型の検査である。*RAS* 遺伝子変異検査は切除不能・再発大腸癌治療方針決定に最も重要なバイオマーカーであり，抗 EGFR 抗体薬の治療効果予測に有用である[1]。また *UGT1A1* 遺伝子多型も一次治療で標準的に用いられるイリノテカン（IRI）の毒性を予測するために有用である[2]。現在切除不能・再発大腸癌の一次治療が IRI などの殺細胞薬とベバシズマブ（Bmab）またはセツキシマブ，パニツムマブといった抗 EGFR 抗体薬の併用であることを考えると，これらのバイオマーカーはすべての症例を対象に，原則一次治療開始時に行うべきと考える。

　さらに *BRAF* 遺伝子変異検査やマイクロサテライト不安定性検査は2017年6月時点で保険承認されていないバイオマーカーであるが，*BRAF* 遺伝子変異検査は切除不能・再発大腸癌の予後不良の予測[3]，FOLFOXIRI＋Bmab などの使用レジメン決定に有用である[4]。マイクロサテライト不安定性検査もリンチ症候群の診断のみならず，StageⅡ，Ⅲ大腸癌においてフッ化ピリミジン系抗がん薬の治療効果予測因子，予後良好の因子であること[5,6]，さらに切除不能・再発大腸癌に対する抗 PD-1 抗体薬の治療効果予測因子である可能性が報告されている[7]。これらのバイオマーカーも測定ができる基盤のある医療機関では，可能な限り化学療法を企図するすべての対象症例に行うことが望ましい。

【坂東英明】

■ 文　献 ■

1) Douillard JY et al：N Engl J Med **369**（11）：1023-1034（2013）
2) Hu ZY et al：Eur J Cancer **46**（10）：1856-1865（2010）
3) Yokota T et al：Br J Cancer **104**（5）：856-862（2011）
4) Loupakis F et al：Eur J Cancer **50**（1）：57-63（2014）
5) Sargent DJ et al：J Clin Oncol **28**（20）：3219-3226（2010）
6) Ribic CM et al：N Engl J Med **349**（3）：247-257（2003）
7) Le DT et al：N Engl J Med **372**（26）：2509-2520（2015）

① 切除不能進行・再発大腸癌一次治療例を対象に抗 EGFR 抗体薬併用療法とベバシズマブ（Bmab）併用療法を比較したランダム化比較試験から，*RAS* 遺伝子変異陽性例では，抗 EGFR 抗体薬の効果が期待できない。一方で，*RAS* 遺伝子野生型における Bmab と抗 EGFR 抗体薬を比較した場合の生存期間の延長の優劣については，未だ議論の余地がある。よって変異型は野生型と比較して実施できる薬剤が少ないことを考慮に入れて一次治療から治療戦略を考える必要があるため，可能な限り一次治療レジメンの決定前に *RAS* 遺伝子変異の有無を明らかにしておくことが望ましい。

② 切除不能進行・再発大腸癌では，*BRAF* V600E 遺伝子変異陽性例は，野生型と比較して極めて予後不良であることが再現性をもって示されている。また，これまでのエビデンスから，*BRAF* V600E 遺伝子変異陽性例に対して，抗 EGFR 抗体薬投与が全く無効とまでは結論することもできないが，治療効果はほとんど期待できないことから，切除不能進行・再発大腸癌と診断された時点で *BRAF* V600E 遺伝子変異検査の実施が The National Comprehensive Cancer Network（NCCN）ガイドラインでは推奨されている。さらに，*BRAF* V600E 遺伝子変異陽性例に対しては FOLFOXIRI（＋Bmab）の有効性が報告されていることもあり，切除不能進行・再発大腸癌と診断された際に *BRAF* V600E 遺伝子変異の有無を確認することは，化学療法の治療効果や予後についてより正確な情報を得ることができ，治療選択の点からも有益であると考えられている。

③ Stage Ⅱ/Ⅲ大腸癌において，dMMR 大腸癌は pMMR 大腸癌と比較し有意に再発リスクが低いとされ，stage Ⅱ結腸癌のみを対象とした解析においてはさらにその傾向が強いことが示されている。また stage Ⅱ/Ⅲ結腸癌においては，術後 5-FU 療法群では MSI-H（dMMR）と MSI-L/MSS（pMMR）との間で全生存期間に有意差は認めず，MSI-H 結腸癌では術後 5-FU 療法の有効性は認められず，逆に悪い傾向にあることが報告されている。以上の結果より，dMMR は stage Ⅱ/Ⅲ，特に stage Ⅱ結腸癌における再発および予後予測因子として認識され，さらに dMMR は術後 5-FU 療法無効因子と認識されている。よって stage Ⅱ結腸癌患者に対する再発・予後予測目的，さらに術後補助化学療法を考慮する患者に対してはミスマッチ修復機能欠損に対する検査（MSI 検査または MMR 蛋白質免疫染色）を実施することが推奨される。

④MSI-H 切除不能進行・再発大腸癌に対する免疫チェックポイント阻害薬の有望な結果が報告されている。最近では，大腸癌以外の MSI-H 癌に対しても有効性が示され，FDA では大腸癌を含む MSI-H 癌に対して承認された。本邦における承認は議論中ではあるが，近い将来承認されると見込まれる。現時点では後方ラインでの有効性の成績しかないため，測定するタイミングは治療中のどこかでということになるが，MSI-H 転移性大腸癌は予後不良といわれており，早いタイミングでの測定が望ましい。また現在，一次治療での臨床試験も行われており，診断時からの測定も将来的に考慮に入れるべきと考えられる。

【久保木恭利】

バイオマーカー測定の コストパフォーマンスは？

　近年新薬の高額化が問題となっており，薬剤の費用対効果検討の重要性が高まっている。

　治療効果，毒性を予測することができるバイオマーカーは治療対象の絞り込みや薬剤量の調節の指標となるため，治療戦略を考える上でも，また医療経済の点からも非常に重要であるといえる。

　本邦においても 2017 年 4 月現在，*UGT1A1* 遺伝子多型，*RAS* 遺伝子検査が保険償還承認されており，日常診療で用いることができる。米国での検討ではイリノテカン治療前に *UGT1A1* 検査 *28 variant のホモ接合体を拾い上げ，投与量の減量を行うことにより，重篤な好中球減少症を回避し，患者あたりにかかる治療費を 227 ドル削減することができると報じている[1]。また，転移性大腸癌患者において治療前に all *RAS* 遺伝子検査を行うことにより，従来の *KRAS* exon 2 の検査にて患者選択を行った場合と比較すると，all *RAS* 検査コストが従来の検査の 30 倍であったとしても，治療薬費用だけでも年間 1 億 8,400 万ドル以上のコスト削減が見込まれると試算している[2]。

　またリンチ症候群においては免疫組織染色（IHC）によるミスマッチ修復蛋白の検索や MSI 検査など複数の検査を用いて検索，診断を行うが，この診断の対象，手順についての対費用効果の検討においてはすべての大腸癌患者に対し MSI 検査，ミスマッチ修復蛋白に対する免疫染色を行うユニバーサルスクリーニングが費用対効果を上げる高い方法と考えられている[3~5]。一方，臨床効果指標である ETS や DpR，原発巣の局在は，特に抗 EGFR 抗体薬による予後の延長と相関があると考えられている。これらの on treatment marker や alternative marker は特別な追加検査は不要であるため費用対効果は良好と言えるものの，明確な rationale が不在であり，現在，実臨床での応用は限定的である。

【松島知広・山口研成】

■ 文　献 ■

1) Gold HT et al：Cancer 115（17）：3858-3867（2009）
2) Kircher SM et al：The Oncologist 20（1）：14-18（2015）
3) Canard G et al：Ann Surg Oncol 19（3）：809-816（2012）
4) Mvundura M et al：Genet Med 12（2）：93-104（2010）
5) 大腸癌研究会編：遺伝性大腸癌診療ガイドライン 2016 年度版．金原出版，東京（2016）

1) ベースレジメンの決定と，分子標的治療薬の選択はこう行う

1 ベースレジメン（バックボーンケモ）の決定

切除不能・再発大腸癌の標準治療は化学療法である。長期にわたり標準治療であったフルオロウラシル（fluorouracil：5-FU）とホリナート（ロイコボリン®, leucovorin®：LV）併用療法の全生存期間（overall survival：OS）は 12 ヵ月程度であったが，1990 年代にイリノテカン塩酸塩（irinotecan：IRI）とオキサリプラチン（oxaliplatin：OX）が開発され，臨床導入されたことで治療成績は大きく向上した。米国では急速静注（bolus）5-FU＋LV＋IRI（IFL）[1]が，欧州では持続静注（infusional）5-FU＋LV＋IRI（FOLFIRI）[2]が5-FU＋LV に比し，有意な OS 延長を示し標準治療となった。また，N9741 試験において IFL より FOLFOX（infusional 5-FU＋LV＋OX）の OS が有意に優れる[3]ことが検証され，FOLFOX も標準治療としての地位を得た。IFL は，有効性において FOLFOX より劣り，FOLFIRI に比べて明らかに有害事象が多いことより，標準治療としての地位を失い，臨床現場で使用されなくなった。IRI, OX のそれぞれを欧州スタイルの infusional 5-FU＋LV と組み合わせた治療法，FOLFIRI, FOLFOX が標準治療としての位置づけを確立した。

それでは，FOLFIRI と FOLFOX, どちらが優れた治療であるのか？ それを検証したのが V308 試験（いわゆる Tournigand trial）である。V308 試験は，FOLFIRI→FOLFOX vs. FOLFOX→FOLFIRI を比較する第Ⅲ相臨床試験で，主要評価項目は二次治療までの無増悪生存期間（PFS），副次的評価項目に OS などが設定された。本試験は，一次治療として FOLFIRI から開始する群（arm A）の，一次治療 FOLFOX 開始群（arm B）に対する優越性を検証するデザインであった。結果は，両群間に差は認めず FOLFIRI の優越性は検証できなかった[4]が，両群とも OS が 20 ヵ月を超えて当時の標準治療であった IFL の OS 15 ヵ月を大きく凌駕する良好な成績が得られた。以上

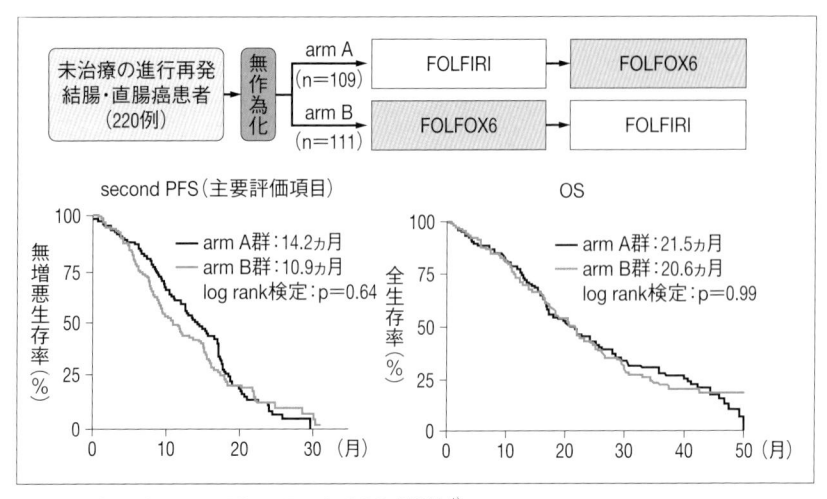

図1　FOLFOX vs. FOLFIRI（V308 試験）[4]
　FOLFIRI の FOLFOX に対する優越性は示されず，有効性は同等。

から，FOLFIRI と FOLFOX のどちらを先行しても良く，両方の治療を一次，二次治療として行うことが良いと考察された（**図1**）。FOLFIRI と FOLFOX の治療選択は，患者の併存疾患の有無と内容，レジメンの毒性の違い，患者の希望や価値観，術後補助化学療法のレジメン（OX を含むレジメンか否か）・毒性（神経毒性残存の有無）・再発時期（補助化学療法の最終投与から 6 ヵ月以内，12 ヵ月以内の再発など）等，種々の因子を踏まえて，最終的には医師と患者の相談の上決定されるべきものである（**図2**）。

　また，NO16966 試験において FOLFOX に対する CapeOX の非劣性が検証された[5]ことから，CapeOX も選択可能である。CapeOX は，FOLFOX と比べ，中心静脈ポートやインフューザーポンプが不要であるという利点があるが，有害事象として消化器毒性や手足症候群の頻度が高い傾向があり，内服薬管理が必要でアドヒアランス力を必要とする。一方，FOLFOX は内服薬による自己管理の必要はないが，好中球減少の頻度・程度が高く，やや脱毛も多いといった特徴がある。医師による患者の状況の判断，患者による希望や嗜好を十分考慮して，最終的には両者の相談のなかで選択，決定されるべきである。

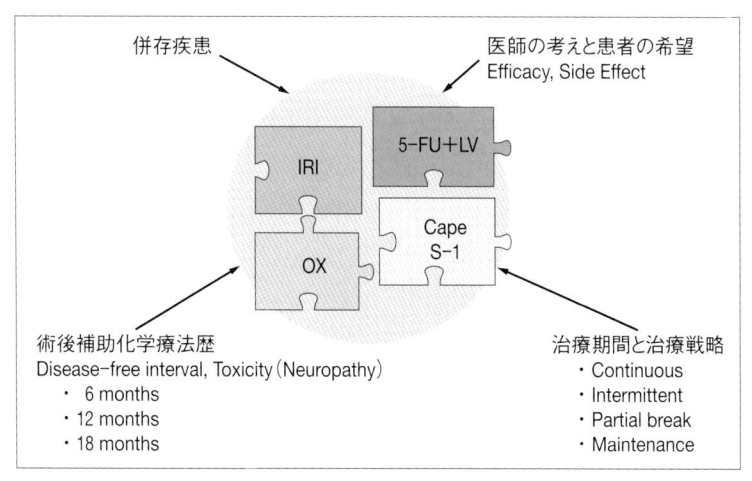

図2 FOLFOX と FOLFIRI の治療選択

FOLFOX，FOLFIRI の登場により OS 中央値は 20 ヵ月に到達した。その後，血管新生阻害薬であるベバシズマブ（Bmab），抗 EGFR 抗体薬であるセツキシマブ（Cmab）やパニツムマブ（Pmab），さらにはマルチキナーゼ阻害薬であるレゴラフェニブなどの分子標的治療薬が開発され，一次治療からの OS 中央値は 30 ヵ月程度までになっている。

2　強力な治療が適応となる/適応とならない患者

大腸癌治療ガイドライン 2014 年版から，治療アルゴリズムにおいて，強力な治療が適応となる患者，適応とならない患者に分けた治療アルゴリズムの記載になった[6]。ただし，2014 年版ではその定義が今ひとつ曖昧であった。2016 版では以下のように新たに定義し，理解を深めて貰うような工夫がなされた[7]。強力な治療が適応となるかならないかを適切に評価して，行うべき治療を判断して適切な治療を選択することは，最初の 1 歩であり，極めて重要である。

1．強力な治療が適応となる患者

強力な治療が適応となる患者とは，重篤な併存疾患がなく一次治療の OX，

IRIや分子標的治療薬の併用療法に耐容性があると判断される患者である。強力な治療が適応となる患者であっても，腫瘍進行が緩徐と判断される症例または重篤な有害事象の発生を好まない患者などに対しては，一次治療として単剤療法や二剤併用療法も選択肢となり得る。通常，FOLFOX，FOLFIRIのダブレットに分子標的治療薬を併用することが多いが，全身状態良好で腫瘍縮小を第一に考慮したい症例ではFOLFOXIRI＋Bmabも選択肢となる。また，腫瘍量が少なく無症状の症例，緩徐な進行あるいは緩徐な進行が予想される症例のような場合には，カペシタビン（Cape）＋Bmab，S-1＋Bmab，Cmab単独，Pmab単独なども選択肢になる。

2. 強力な治療が適応とならない患者

強力な治療が適応とならない患者とは，重篤な併存疾患があり一次治療のOX，IRIや分子標的治療薬の併用療法に耐容性がないと判断される患者である。強力な治療が適応とならない患者には一次治療として単剤療法や二剤併用療法を考慮する。高齢者や併存疾患等で全身状態が十分良好とは言えない症例，腫瘍量が極端に多い，高度転移等のため臓器機能の低下している症例などがその対象として考えられる。治療としては，上述のCape＋Bmab，S-1＋Bmab，Cmab単独，Pmab単独など，あるいは抗がん薬の1剤，2剤のみの治療法などが選択肢となる。

3　大腸癌で使用される薬剤の種類

図3に，切除不能進行・再発大腸癌治療で使用される薬剤を掲げた。上段が殺細胞性抗がん薬，下段が分子標的治療薬である。まずベースとなる化学療法として，殺細胞性抗がん薬の1剤，2剤併用，ときに3剤併用を選択する。5-FU，Cape，S-1は同程度の効果が期待できるが，毒性プロファイルに相違があり，それに応じて使い分けを行うことが可能である。静注薬と内服薬の相違も患者による使い分けの根拠となる。分子標的治療薬のなかで，Cmab，Pmabの抗EGFR抗体薬は *RAS* 野生型にのみ使用されるべき薬剤である。それゆえ，できる限り一次治療前，遅くとも抗EGFR抗体薬投与前には *RAS* statusを把握しておく必要がある。また，ガイドラインの推奨は，

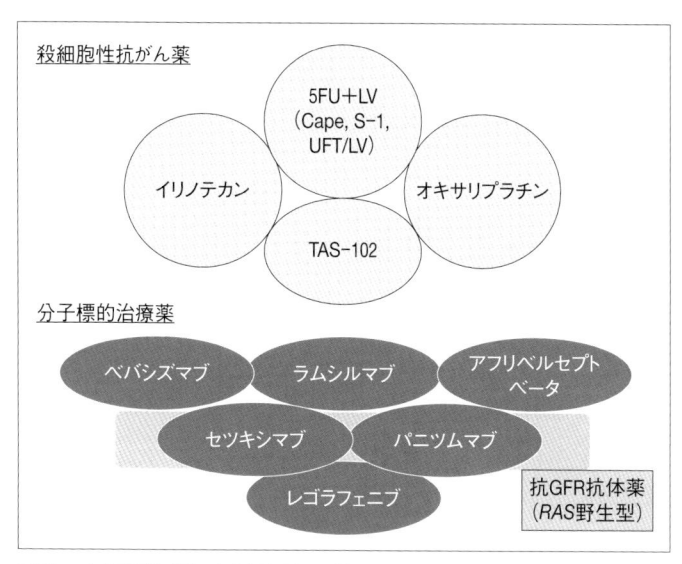

図3 大腸癌治療における Key Drugs

表1 分子標的治療薬別の一次化学療法の成績のまとめ

分子標的治療薬	試験・報告者	レジメン	OS	PFS	RR
Bevacizumab	Hurwitz	IFL	✓ *	✓	✓
Bevacizumab	Stathopulos	IRI-CT	X *	NR	X
Bevacizumab	MAX	Capecitabin	X	✓ *	X
Bevacizumab	Kabbinavar	5-FU	X *	✓	X
Bevacizumab	NO16966	OX-CT	X	✓ *	X
Panitumumab	PRIME	FOLFOX	X	✓ *	✓
Cetuximab	CRYSTAL	FOLFIRI	✓	✓ *	✓
Cetuximab	OPUS	FOLFOX4	X	✓	✓ *
Cetuximab	COIN	OX-CT	X *	X	✓

＊：Primary Endpoint，NR：Not reached

Bmab は FOLFOX，FOFIRI，CapeOX，SOX，IRIS など，いずれのベース
レジメンとも併用可能であるが，Cmab，Pmab は FOLFOX，FOLFIRI の静
注薬のみの併用に限定される。ラムシルマブ（Rmab），アフリベルセプ

ト ベータ（AFL）は，そのエビデンスから，いずれも二次治療として FOL-FIRI との併用療法で使用される。一次治療の分子標的治療薬の使い分けや二次治療の分子標的治療薬の使い分けに関しては，後述の項を参照されたい。

4　一次治療で使用される分子標的治療薬

表 1 に，分子標的治療薬が使用された一次治療の臨床試験と，その有効性の評価をまとめた。Bmab，Cmab，Pmab いずれも一次治療でのエビデンスが存在するが，真のエンドポイントである OS での有意な延長効果を示した試験は少ない。PFS は多くの試験で検証されているが，奏効割合（ORR）は抗 EGFR 抗体薬に特徴的である。試験間の比較にはなるが，各分子標的治療薬間の優劣，有効性の差別化を図ることは困難である。厳密な意味で分子標的治療薬の使い分けを示したエビデンスは存在しない。臨床現場では，毒性プロファイルや使用の慣れ・不慣れ，そして，奏効割合の相違が使い分けるポイントになり得ると考える。

【室　　圭】

■ 文　献 ■

1) Saltz LB et al：N Engl J Med **343**：905-914（2000）
2) Douillard JY et al：Lancet **355**：1041-1047（2000）
3) Goldberg RM et al：J Clin Oncol **22**：23-30（2004）
4) Tournigand C et al：J Clin Oncol **22**：229-237（2004）
5) Cassidy J et al：J Clin Oncol **26**：2006-2012（2008）
6) 大腸癌研究会編：大腸癌治療ガイドライン医師用．金原出版，東京（2014）
7) 大腸癌研究会編：大腸癌治療ガイドライン医師用．金原出版，東京（2016）
8) Hurwitz H et al：N Engl J Med **350**：2335-2342（2004）
9) Stathopoulos GP et al：Oncol **78**：376-381（2010）
10) Price TJ et al：Ann Oncol **23**：1531-1536（2012）
11) Kabbinavar FF et al：J Clin Oncol **23**：3697-3705（2005）
12) Douillard JY et al：J Clin Oncol **2**：4697-4705（2010）
13) Van Cutsem E et al：N Engl J Med **360**：1408-1417（2009）
14) Bokemeyer C et al：Ann Oncol **22**：1535-1546（2011）
15) Maughan TS et al：Lancet **377**：2103-2114（2011）

2) *RAS* 野生型症例への一次治療に 用いる分子標的治療薬はこう選ぶ
―血管新生阻害薬か？ 抗 EGFR 抗体薬か？

1 大腸癌治療ガイドラインの記載

大腸癌治療ガイドライン医師用 2016 年版において，「一次治療として分子標的治療薬の併用療法は推奨されるか」（CQ 16-1）という問いに対して，「（前略）なお，*RAS* 野生型に対する一次治療での Bmab（ベバシズマブ，筆者注）と Cmab（セツキシマブ，同）との比較が FIRE-3 試験および CALGB/SWAG80405 試験として実施されたが，それぞれのプライマリーエンドポイントである ORR（Overall Response Rate，筆者注）および OS（Overall Survival，同）において優越性を示すことはできておらず，どちらが優れているかの結論は出ていない。*RAS* 野生型の一次治療として Bmab と抗 EGFR 抗体薬のどちらを使用すべきか，という臨床的疑問に対して，明確に答える根拠は現在までのところない。現状では，例えば腫瘍縮小による治癒切除や症状緩和効果をめざすことを優先する，病状コントロールを優先するなどの治療目標に応じた使い分け，あるいは，それぞれの薬剤の副作用プロファイルなどを考慮した使い分けを行っていくことが望ましい。」と記載されている[1]。

2 一次治療における分子標的治療薬の使い分け

抗 EGFR 抗体薬併用療法は Bmab 併用療法に比し，腫瘍縮小効果が高いと言われているが，奏効率においてはその差は明確でない[2]。一方，DpR（Deepness，または Depth of Response：腫瘍が最小になった時の縮小率）においては抗 EGFR 抗体薬併用療法が優れている[2]。抗 EGFR 抗体薬併用療法の DpR は FOLFIRI + Cmab で 48.9%ないし 50.9%，FOLFOX + パニツムマブ（Pmab）で 65%，FOLFOX + Cmab で 57.9%などであるのに対し，Bmab 併用療法では FOLFOX + Bmab で 44.4%，FOLFIRI + Bmab で 32.3%ないし

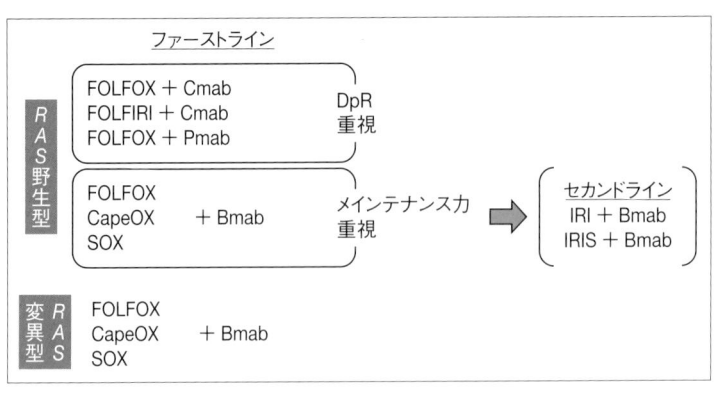

図1 抗体薬併用療法の使い分け

37.8%，SOX + Bmab で 43.5%，FOLFOXIRI + Bmab でも 43.4%などである[4~6]。一方，Bmab 併用療法においては5-FU 単剤に対する優れた上乗せ効果が証明されている[7]。すなわち，Bmab とオキサリプラチン（OX）併用療法においては末梢神経障害などで OX 投与を中止することが多いが，その後の5-FU 単剤（カペシタビンや S-1 単剤を含む）でのメインテナンス期において Bmab の上乗せ効果が大きいと考えられる。Bmab 併用療法と抗 EGFR 抗体薬併用療法では奏効率はほぼ等しいので，極言すれば「腫瘍を30%縮小させたのちにメインテナンス効果で OS を延長させるという治療目標を立てた場合には*RAS*野生型症例に対しても Bmab 併用療法が適応となる。また，30%ではなく50%，60%の腫瘍縮小効果を狙うべき症例に対しては DpR に優れる抗 EGFR 抗体薬併用療法が推奨される」と考えられる（**図1**）。

2016 年，ESMO のコンセンサスガイドラインが改訂になった[8]。この中で，強力な化学療法が施行可能な患者に対しては，治療目標を Cytoreduction と Disease Control に分けて考え，それぞれの抗体薬併用療法が提案されている。この分類に対しても，「Cytoreduction = DpR 勝負，Disease Control = メインテナンス力勝負」と対応させれば考えやすいであろう（**図2**）。

3　まとめ

以上，抗 EGFR 抗体薬と Bmab の効果の違いから，それらの使い分けを考

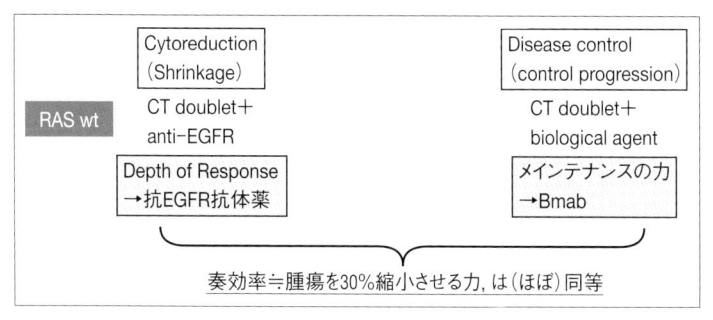

図2 ESMOガイドラインにおける治療選択 Treatment of Metastatic Disease

察した。CELIM試験において切除不能肝単独転移に対してCmabは優れた効力を示したが，切除可能肝転移症例を対象としたNew EPOC試験において Cmabは detrimental な効果であった。一方，我々はFOLFOX＋Bmabは小さく散在する肝転移巣に対して病理学的奏効など優れた治療効果を示すことを報告している[9,10)]。したがって，例えば大きな結節を有する場合にはDpRに優れた抗EGFR抗体薬を使用するとか，微小な結節が散在する場合は Bmabを使うなど，前記の抗体薬の使い分けが適応されると考えられる。しかし，ガイドラインに記載されたように，抗EGFR抗体薬とBmabの使い分けについて臨床試験で証明された明確なエビデンスはない。抗EGFR抗体薬とBmabの効果の違いと有害事象プロファイルを考慮に入れ，臨床的使い分けを行うのが現状では最適と思われる。

【植竹宏之・石川敏昭・石黒めぐみ】

■ 文 献 ■

1) 大腸癌研究会編：大腸癌治療ガイドライン医師用2016年版. 金原出版，東京（2016）p.65
2) Heinemann V et al：Eur J Cancer **67**：11-20（2016）
3) Mansmann UR et al：J Clin Oncol **31**：(suppl 4；abstr 427)（2013）
4) Nakamura M et al：J Clin Oncol **32**：5 s（suppl；abstr 3586）（2014）
5) Stintzing S et al：Ann Oncol（2014）ESMO 2014（LBA11）
6) Cremolini et al：J Clin Oncol **32**：(suppl 3；abstr 521)（2014）
7) Tebbutt NC et al：J Clin Oncol **28**（19）：3191-3198（2010）
8) Van Cutsem E et al：Ann Oncol **27**（8）：1386-1422（2016）
9) Uetake H et al：J Hepatobiliary Pancreat Sci **19**：509-514（2012）
10) Uetake H et al：Ann Surg Oncol **22**（3）：908-915（2015）

3) 二次治療以降の分子標的治療薬, これが選択のコツ

　進行, 再発大腸癌に対して有効性を示した分子標的治療薬には, 血管新生阻害薬のベバシズマブ (Bmab), ラムシルマブ (Rmab), アフリベルセプトベータ (AFL), 抗 EGFR 抗体薬のセツキシマブ (Cmab), パニツムマブ (Pmab), およびマルチキナーゼ阻害薬のレゴラフェニブがある (2016 年 12 月現在)。本項では, 二次治療以降における分子標的治療薬の選択について, 臨床試験の結果を交えながら解説する。

1　二次治療 (表 1)

1. 一次治療で分子標的治療薬未投与の場合

　二次治療における血管新生阻害薬の有効性を検証したランダム化第Ⅲ相試験である E3200 試験は, 一次治療としてフッ化ピリミジン系＋イリノテカン (IRI) 併用療法に不応となった症例を対象に, FOLFOX4＋Bmab 併用療法, FOLFOX4 療法を比較した試験である。主要評価項目の全生存期間 (OS) において有意な延長を示し, 二次治療における Bmab の上乗せ効果が認められた。

　また二次治療における抗 EGFR 抗体薬の有効性を検証した試験として, 20050181 試験, EPIC 試験, PICCOLO 試験の 3 つの第Ⅲ相試験がある。3 つのいずれの試験においても抗 EGFR 抗体薬の OS の延長効果を証明することはできなかったが, 無増悪生存期間 (progression free survival：PFS) 延長効果, 奏効割合 (response rate：RR) 増加に寄与することが示された。これらの結果をもとに, 一次治療に分子標的治療薬が未投与の群に対しては E3200 の結果から Bmab が第一選択ではあるが, 対象は少し異なるものの同様に二次治療で生存期間延長を示した血管新生阻害薬の AFL, Rmab も選択肢となり得る (NCCN, ESMO, 大腸癌治療ガイドライン)。

2. 一次治療で分子標的治療薬を使用した場合

1) *RAS* 野生型大腸癌

RAS 野生型大腸癌においては一次治療で血管新生阻害薬だけではなく，抗EGFR抗体薬も使用可能となるため，これらを分けて考える必要がある。

(1) 一次治療で Bmab を使用した場合

一次治療として Bmab を併用した後に，二次治療としての血管新生阻害薬の有効性を評価した試験として，ML18147試験，RAISE試験の2つのランダム化第Ⅲ相試験がある。Bmab，Rmabいずれの血管新生阻害薬においても同様に主要評価項目のOSの延長が認められ，血管新生阻害薬の継続投与の有効性が示された。またVELOUR試験でもBmab投与歴の有無とAFL併用の有効性に交互作用は認めなかったことより，AFLも選択肢のひとつとなり得る。*RAS*野生型ではBmab併用の初回治療に不応になった症例に対し，血管新生阻害薬，抗EGFR抗体いずれも投与可能であり，Bmab継続投与と抗EGFR抗体薬への変更を比較したSPIRITT試験，Prodige18試験，WJOG6210G試験の3つのランダム化第Ⅱ相試験が報告されている。いずれの試験においても奏効割合は抗EGFR抗体薬併用のほうが良好であったが，無増悪生存期間，または生存期間における優越性を示唆する結果は得られなかった。そのため，同対象に対する分子標的治療薬の第一選択は血管新生阻害薬であるが，腫瘍随伴症状を有するなど腫瘍縮小が必要な症例では抗EGFR抗体薬は良い選択肢となり得る。

(2) 一次治療で抗 EGFR 抗体薬を使用した場合

抗EGFR抗体薬による一次治療後の抗EGFR抗体の継続投与に関しては有効性が証明されておらず，使用は推奨されない。血管新生阻害薬においても，同対象に限定し有効性を検証した臨床試験は行われていないが，前述の通り血管新生阻害薬に関しては分子標的治療薬投与歴の有無にかかわらず，二次治療における生存期間延長効果を示しており，血管新生阻害薬を併用することは妥当と考える（NCCN，ESMO，大腸癌治療ガイドライン）。

2) *RAS* 変異型大腸癌

RAS 変異型に関しては，血管新生阻害薬の投与が考慮されるが，前述の

表 1　大腸癌二次治療に関する臨床試験

Study	Phase	PE	Prior CTx		Regimen	*RAS* status
			Cytotoxic agent	Bmab*		
E3200[1]	Ⅲ	OS	FP+IRI	—	FOLFOX4+Bmab	—
					FOLFOX4	
20050181[2]	Ⅲ	OS	FP or FP+OX	+	FOLFIRI+Pmab	*KRAS* wt
					FOLFIRI	
					FOLFIRI+Pmab	*KRAS* mt
					FOLFIRI	
20050181 Subgroup[3]					FOLFIRI+Pmab	*KRAS* wt
					FOLFIRI	
					FOLFIRI+Pmab	*RAS* wt
					FOLFIRI	
					FOLFIRI+Pmab	*KRAS* wt Other *RAS* mt
					FOLFIRI	
					FOLFIRI+Pmab	*RAS* mt
					FOLFIRI	
EPIC[4]	Ⅲ	OS	FP+OX	+	IRI+Cmab	—
					IRI	
PICCOLO[5]	Ⅲ	OS	FP or FP+OX	+	IRI+Pmab	*KRAS* wt
					IRI	
ML18147[6]	Ⅲ	OS	FP+OX or FP+IRI	++	FP+OX/IRI +Bmab	—
					FP+OX/IRI	
ML18147 Subgroup[7]					FP+OX/IRI +Bmab	*KRAS* wt
					FP+OX/IRI	
					FP+OX/IRI +Bmab	*KRAS* mt
					FP+OX/IRI	

N		OS（m）		PFS（m）		RR（%）	
287	12.9	HR＝0.75	7.3	HR＝0.61	22.7	P＜0.0001	
285	10.8	P＝0.0011	4.2	P＜0.0001	8.6		
303	14.5	HR0.85	5.9	HR＝0.73	35	P＜0.001	
294	12.5	(0.70-1.04) P＝0.12	3.9	(0.59-0.90) P＝0.004	10		
238	11.8	HR＝0.94	5.0	HR＝0.85	13	P＝1.0	
248	11.1	(0.76-1.15)	4.9	(0.68-1.06) P＝0.14	14		
303	14.5	HR＝0.85	5.9	HR＝0.73	35		
294	12.5	(0.70-1.04) P＝0.12	3.9	(0.59-0.90) P＝0.004	10		
208	16.2	HR＝0.81	6.4	HR＝0.70	41		
213	13.9	(0.63-1.03) P＝0.08	4.6	(0.54-0.91) P＝0.007	10		
61	11.3	HR＝0.83	3.7	HR＝0.89			
46	9.2	(0.53-1.29) P＝0.40	3.7	(0.56-1.42) P＝0.63			
299	11.8	HR＝0.91	4.8	HR＝0.86	15		
294	11.1	(0.76-1.10) P＝0.34	4.0	(0.71-1.05) P＝0.14	13		
648	10.7	HR＝0.975	4.0	HR＝0.692	16.4	P＜0.0001	
650	1.0	(0.854-1.114) P＝0.71	2.6	(0.617-0.776) p≦0.0001	4.2		
230	10.4	HR＝0.91	5.5	HR＝0.78	34	P＜0.0001	
230	10.5	(0.73-1.14) P＝0.44	4.7	(0.64-0.95) P＝0.015	12		
409	11.2	HR＝0.81	5.7	HR＝0.68	5		
410	9.8	(0.69-0.94) P＝0.0062	4.1	(0.59-0.78) P＝0.69	3		
151	15.4	HR＝0.69	6.4	HR＝0.61	7		
165	11.1	(0.53-0.90) P＝0.0052	4.5	(0.49-0.77) P＜0.0001	6		
164	10.4	HR＝0.92	5.5	HR＝0.70	4		
136	10.0	(0.71-1.18) P＝0.4969	4.1	(0.56-0.89) P＝0.0027	3		

表1 大腸癌二次治療に関する臨床試験（つづき）

Study	Phase	PE	Prior CTx Cytotoxic agent	Bmab*	Regimen	RAS status
RAISE[8]	Ⅲ	OS	FP＋OX	＋＋	FOLFIRI＋Rmab	－
					FOLFIRI	
VELOUR[9]	Ⅲ	OS	FP＋OX	＋	FOLFIRI＋AFL	－
					FOLFIRI	
VELOUR Subgroup[10,11]				＋＋	FOLFIRI＋AFL	－
					FOLFIRI	
				－	FOLFIRI＋AFL	
					FOLFIRI	
SPIRITT[12]	Ⅱ	PFS	FP＋OX	＋＋	FOLFIRI＋Pmab	KRAS wt
					FOLFIRI＋Bmab	
Prodige18[13]	Ⅱ	PFS**	FP＋OX or FP＋IRI	＋＋	mFOLFOX6/FOL-FIRI＋Cmab	KRAS wt NRAS wt
					mFOLFOX6/FOL-FIRI＋Bmab	
WJOG6210G[14]	Ⅱ	OS	FP＋OX	＋＋	FOLFIRI＋Pmab	KRAS wt
					FOLFIRI＋Bmab	

ML18147試験をはじめとしてBmab投与後の血管新生阻害薬の効果が証明されているため，いずれの血管新生阻害薬も推奨される[1~14]。

2　三次治療以降について

　三次治療以降においても RAS 変異に応じて治療方針を考えていく。RAS 野生型の場合は抗EGFR抗体薬投与歴の有無に分けて考える。

N		OS (m)		PFS (m)		RR (%)	
536	13.3	HR＝0.844 (0.730-0.976) P＝0.0219	5.7	HR＝0.793 (0.697-0.903) P＝0.0005	13.4	P＝0.63	
536	11.7		4.5		12.5		
612	13.50	HR＝0.817 (0.713-0.937) P＝0.0032	6.90	HR＝0.758 (0.661-0.869) P＜0.0001	19.8	P＜0.001	
614	12.06		4.67		11.1		
186	12.5	HR＝0.862 (0.673-1.104)	6.7	HR＝0.661 (0.399-1.095)	11.7		
187	11.7		3.9		8.4		
426	13.9	HR＝0.788 (0.669-0.927)	6.9	HR＝0.797 (0.58-1.096)	23.3		
427	12.4		5.4		12.4		
91	18.0	HR＝1.06 (0.75-1.49) P＝0.75	7.7	HR＝1.01 (0.68-1.50) P＝0.97	32		
91	21.4		9.2		19		
65	11.4	P＝0.0709	5.7	P＝0.0714	32.3		
65	19.3		7.3		24.6		
59	16.2	HR＝1.16 (0.76-1.77) P＝0.499	6.0	HR＝1.14 (0.78-1.66) P＝0.498	46.2		
58	13.4		5.9		5.7		

PE, primary endpoint；FP, fluoropyrimidine；
*Bmab－は Bmab 前投与を除外，＋は Bmab 前投与を許容，＋＋は全例併用
**4ヵ月 PFS 割合を PE とした

1. *RAS* 野生型

1) 抗 EGFR 抗体薬投与歴がない場合

RAS 野生型で二次治療までに抗 EGFR 抗体薬を使用していない場合は，Cmab，Pmab ともに BSC に対する生存期間延長効果が示されており，いずれかの薬剤の投与が推奨される[15,16]。さらに，IRI 不応例に対する Cmab 単独療法と IRI＋Cmab 併用療法を比較するランダム化第Ⅱ相試験である BOND 試験において，主要評価項目の RR が併用群 22.9％，単独群 10.8％（p

=0.007），副次評価項目の PFS が各々 4.1 ヵ月，1.5 ヵ月，（HR0.54 95%CI 0.42-0.71 p≦0.001）と併用群で良好であったことから[17]，IRI との併用が望ましい。

2) 抗 EGFR 抗体薬投与歴がある場合

抗 EGFR 抗体薬を含め，標準的な治療に不応，不耐となった症例に対して推奨される分子標的治療薬としては，マルチキナーゼ阻害薬のレゴラフェニブが挙げられる[18,19]。

2. *RAS* 変異型

上記 2) と同様，標準的な治療に不応，不耐となった症例に対して推奨される分子標的治療薬としては，マルチキナーゼ阻害薬のレゴラフェニブが挙げられる。

【白数洋充・山﨑健太郎】

■ 文　献 ■

1) Giantonio BJ et al：J Clin Oncol **25**（12）：1539-1544（2007）
2) Peeters M et al：J Clin Oncol **28**（31）：4706-4713（2010）
3) Peeters M et al：Clin Cancer Res **21**（24）：5469-5479（2015）
4) Sobrero AF et al：J Clin Oncol **26**（14）：2311-2319（2008）
5) Seymour MT et al：Lancet Oncol **14**（8）：749-759（2013）
6) Bennouna J et al：The Lancet Oncology **14**（1）：29-37（2013）
7) Kubicka S et al：Ann Oncol **24**（9）：2342-2349（2013）
8) Tabernero J et al：The Lancet Oncology **16**（5）：499-508（2015）
9) Van Cutsem E et al：J Clin Oncol **30**（28）：3499-3506（2012）
10) Tabernero J et al：Eur J Cancer **50**（2）：320-331（2014）
11) Van Cutsem E et al：Trg Oncol **11**（3）：383-400（2016）
12) Hecht JR et al：Clin Colorectal Cancer **14**（2）：72-80（2015）
13) Sandrine H：*ASCO 2016*：*abst#3567.*
14) Shitara K et al：Cancer Sci **107**（12）：1843-1850（2016）
15) Karapetis CS et al：N Engl J Med **359**（17）：1757-1765（2008）
16) Amado RG et al：J Clin Oncol **26**（10）：1626-1634（2008）
17) Cunningham D et al：N Engl J Med **351**（4）：337-345（2004）
18) Grothey A et al：The Lancet **381**（9863）：303-312（2013）
19) Li J et al：Lancet Oncol **16**（6）：619-629（2015）

4) 有害事象を抑えながら，治療を完遂させるためのポイントはこれ

1 総 論

　治療を長期間継続していくためには，治療の目的を明確にすることが重要である。術後補助化学療法の場合は，強度を落とさずかつ安全に治療を完遂することが求められる。一方で，本項で述べるような，切除不能進行癌に対する化学療法の場合は，有効性を保ちながらも，有害事象を最小化することが重要となる。

　効果と有害事象のバランスを保つために，十分な対策を行うことはもちろんだが，高度な毒性が発現した際には，適切に薬剤の減量や休薬を行うことが重要となる。しかしながら，適正な毒性評価を伴わない安易な減量や休薬が行われることも多く，これにより治療効果を落としてしまう危険性もある。本項では，これらの毒性への対応のポイントについて述べる。

2 血液毒性への対応

1. 血球減少の予測

　血液毒性は，治療効果のバイオマーカーになることなども知られている一方で，細胞障害性抗がん薬との併用においては，毒性の中でも特に問題となることが多く，発熱性好中球減少症など致命的な毒性をきたすこともある。このため治療の過程で適切な減量・休薬が必要となることが多いが，不適切な減量・休薬のため，治療効果を落としてしまう危険性がある。それを防ぐには，毒性の予測が重要となる。白血球や好中球数は一定量ではなく一定の率で減少していくことを理解しておくことが重要である。これはグラフを用いることでわかりやすくなる[1]。まず一般的に表示することの多い，縦軸を白血球（好中球）数の絶対値，横軸を時間とするグラフでは，**図1a**のよう

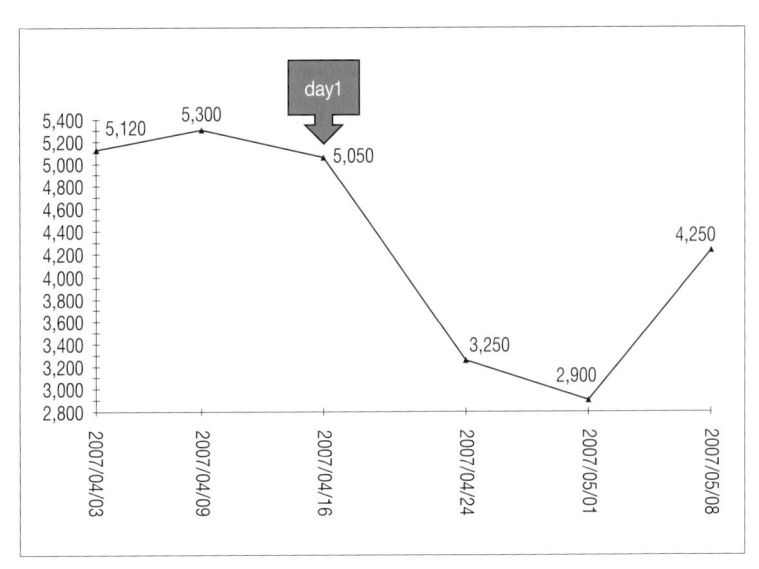

図 1a　白血球数の経過（絶対値）

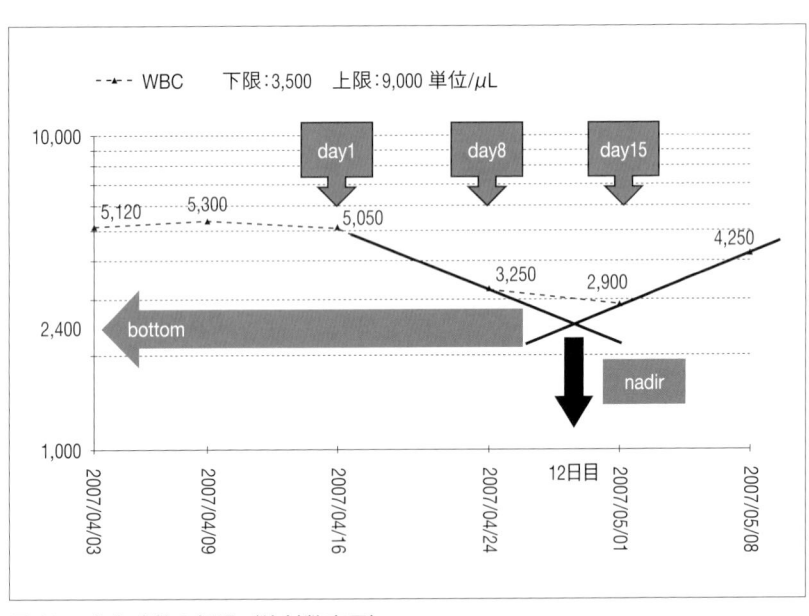

図 1b　白血球数の経過（片対数表示）

になる。これに対し，片対数グラフを用いることで（**図 1b**），白血球数の減少率は直線的に表示され，15 日目には 2,100 程度になると推定される。この

症例の当日の測定値は 2,900 であり，すでに nadir を過ぎていることも分かる。さらには，nadir が 12 日目頃であることが読み取れ，その白血球数は約 2,400 であることが推測可能である。このように，白血球数を予測することで，血液毒性の発現や回復時期を早期かつ正確に見定めることが可能となり，不必要な減量を避け，安全かつ有効な化学療法を行うことができる。

2. 用量・投与間隔の調整

毒性により用量や投与間隔を調整する際には，導入期には薬剤の減量で至適用量を決定することになる。至適用量が決まった後はなるべくその量で維持し，毒性が遷延する際には，まずは投与間隔の延期により調節し，どうしても継続困難な際には，再度減量の上，治療間隔を元に戻し投与するのが望ましい。

このように休薬，治療延期を行う際には，患者に「検査結果が悪いので今日の治療は延期します」と説明するのではなく，「まだ薬の効果が残っているので，今日はまだ再開しなくても大丈夫です。今効果が長く続いているようですね。次週まで延期し，少しお休みして大丈夫ですよ」と説明し，患者が休薬を前向きに受け取れるよう，治療のモチベーションを維持できるよう話をすることが重要である。

3 非血液毒性

非血液毒性への対処のポイントは以下の 3 つと考えられる。

1. 毒性の程度を正確に把握する

非血液毒性は血液毒性のように数値で確認することが困難なものも多く，正確な grade 評価が難しい。しかも，休薬を行うことでがんが悪化するのではないかと不安を感じる患者も多く，つらい毒性が現れても，医師に伝えないこともある。これらの毒性を正確に評価し，共有することが重要である。そこで，具体的に質問をすることが有効である。例えばオキサリプラチン（OX）による末梢神経障害の場合，「身の回りの日常生活に支障はありますか？（grade 3 相当）」と質問しても，多少症状はあったとしても，患者は

「ありません」と返事をすることが多い。これに対し，質問の仕方を変えて，「服のボタンがとめにくいことはないですか」とか，「箸でご飯を食べるのに支障はないですか」といった具体的な質問をすると，患者にとってわかりやすく，「少しあります」といったように，正しい返事をもらえることが多く，医療者側もより正確に毒性を評価することができる。ただ，それでも不十分なことが多い。そこで，例えば，普段化粧をしてアクセサリーを身につけて来院する患者が，化粧やアクセサリーをつけずに来院した場合，それが手のしびれに起因していることに気づいてあげたい。しかし，外来の短い診察時間では難しいため，チーム医療が重要となる。化学療法室の看護師や薬剤師などが，治療中に患者の状態を確認し，日常生活や外見の変化などのポイントを医師にフィードバックすることで，より正確に毒性を拾い上げることが可能となる。

2. 毒性への対応

安全で有効な化学療法を行う上では，許容範囲をどこに設定するかが重要となる。特に非血液毒性では，個々の患者によって許容範囲が異なるため，grade 2 までを許容範囲と画一的に決めることが良いとはいえない。特に，OX の末梢神経障害，抗 EGFR 抗体薬やレゴラフェニブによる皮膚障害などは，患者によっては非常に苦痛に感じることも多く，grade 3 になってからの休薬は望ましくないことも多い。また，毒性によっては，grade が悪化してからの休薬では回復に非常に時間がかかり，かえって dose intensity を落としてしまうことになったり，その後の治療選択に大きな影響を与えたりすることもある。したがって，grade 2 の時点以降に常に休薬を考慮する必要があると考えている。

末梢神経障害が発現する FOLFOX 療法では，一定期間後にその原因薬剤である OX を中断し，その後再開する Stop-and-Go という投与法が有用であることが知られている[2]。これと同様に，多剤併用療法では，毒性の原因となっている薬剤のみを一旦中止して，他の薬剤の投与は継続し，毒性が回復した段階で再開することが治療継続のポイントとなることも多い。

なお，FOLFOX や FOLFIRI などに用いられる 5-FU の持続静注は，時間

依存性の薬剤なので，46時間を超えて投与を継続することにより，毒性が増強することが知られている。残薬があっても必ず規定の時間で終了することが毒性管理において重要である。

3. 毒性から回復した際の治療再開の目安

血液毒性は患者の自覚症状がなく，回復後すみやかに化学療法を再開することが望ましい。一方非血液毒性では，治療再開のタイミングに注意が必要となる。われわれがかぜをひいたときに，咳が減ったり熱が下がったりしても，完全には回復していないのと同様，症状が grade 1 に改善したタイミングですぐに治療を再開してしまうと，すぐに毒性が発現し，再び休薬せざるを得ない状況になることも多く経験される。もう少し待って毒性が十分に回復したことを確認した後に再開するように心がけるべきであろう。有効な治療をより長く継続でき，患者の治療に対するモチベーションの維持にも役立つと思われる。

4 おわりに

分子標的治療薬をはじめとした薬剤の進歩により，進行大腸癌の予後は大きく改善してきたが，その結果，長期の継続が必要となっている。このためには，根拠に基づいた適切な減量や休薬のもと，患者の QOL を保ちつつ，最良な治療強度で化学療法を継続することが求められる。

【奥山浩之・辻　晃仁】

■ 文　献 ■

1) 辻　晃仁：日本癌病態治療研究会誌 **22**（1）：25-27（2016）
2) Tournigand C et al：Journal of Clinical Oncology **24**（3）：394-400（2006）

ベースレジメンと分子標的治療薬に相性はあるのか？

相性はあり，思いつきでのレジメン選択は慎むべきである。

分子標的治療薬がない時代の臨床試験におけるコンセンサスは「FOLFIRI＝FOLFOX＝CapeOX」であった。

しかしながら—

①ベバシズマブ（Bmab）は一次治療において，ベースレジメンの FOLFOX と FOLFIRI を比較した WJOG4007G，米国で行われた MAVERICC 試験において，FOLFIRI＋Bmab が FOLFOX＋Bmab に対して非劣性を示し，優越性を示すまでではないが，生存曲線は上回っていた。

その一方で，カペシタビン（Cape）をベースにした CapeOX（NO16966 試験）や S-1 をベースにした SOX（SOFT 試験）など経口剤との相性に問題がないことも確認されている。

②FOLFIRI に対しての FOLFIRI＋セツキシマブ（Cmab）を検証した CRYSTAL 試験は主要評価項目である無増悪生存期間で試験目的が達成され，その後の検証で全生存期間，*KRAS*，*RAS* 野生型でもそれぞれ優越性を示すことができた。一方，オキサリプラチン（OX）ベースでの Cmab の上乗せを検証した COIN 試験，NORDIC 試験では主要評価項目を達成することはできなかった。ただし，これらは持続静注の 5-FU でなく，経口剤である Cape を主に用いたり急速静注を用いていた。ランダム化第 II 相試験ではあるが，OPUS 試験では FOLFOX と Cmab 併用による生存期間の延長が示唆されている。FOLFOX に対するパニツムマブ（Pmab）の上乗せを検証した PRIME 試験は主要評価項目を達成している。また，Pmab はセカンドラインでの FOLFIRI への上乗せを検証した 20050181 試験においても，主要評価項目を達成している。したがって，これらの抗 EGFR 抗体の試験結果から，EGFR 抗体を併用するレジメンでは経口剤を用いないこと，持続静注の 5-FU を用いること，イリノテカン，OX には相性の問題は存在しないことがコンセンサスとなっている。

③レゴラフェニブでは併用の試験も試みられ，相性の良い組み合わせが探索されているが，第 III 相まで至っているものがない。

④TAS-102 に関しては Bmab との併用で相乗効果が示唆されている。また Cmab との併用の試験も企画されており，第 III 相試験での今後の展開が期待される。

【佐藤太郎】

Pin Point 15 二次治療以降の血管新生阻害薬の 使い分けは？

我々は 2017 年より，一次治療にオキサリプラチンベースでベバシズマブ（Bmab）を用いた患者に対するセカンドラインの選択肢として，①Bmab を継続して使う（Bevacizumab beyond progression：BBP），②アフリベルセプト ベータ（AFL），③ラムシルマブ（Rmab）の 3 つの血管新生阻害薬の選択肢を手にした。

臨床試験の成績を**表 1**[1~5]に示すが，それぞれの薬剤の直接比較の試験はなく，成績も大きな違いを見いだし得ない状況にある。日本での EAGLE 試験での実績，現場での経験が蓄積している Bmab，ヨーロッパで多く実績のある AFL，国際共同治験に参画し，世界第 2 位の貢献をした RAISE 試験の Rmab，それぞれに特徴，美点がある。現時点では，使い分ける根拠は主治医の思い入れとなろう。今後，これらの薬剤を選択する，明確なバイオマーカーの発表が期待されている。

表 1 二次治療以降に血管新生阻害薬を用いた臨床試験の成績

	E3200 試験[1]	VELOUR 試験[2]	ML18147 試験[3]	RAISE 試験[4]	EAGLE 試験[5]
一次治療での Bmab 投与の有無	no pts.	yes/no	all pts.	all pts.	all pts. （＋EGFR if *KRAS* wt）
二次化学療法	FOLFOX	FOLFIRI	IRI-based OX-based	FOLFIRI	FOLFIRI
血管新生阻害薬	Bmab （10 mg/kg）	AFL	Bmab （5 mg/kg）	Rmab	Bmab （5 vs 10 mg/kg）
OS	12.9 vs 10.8 mo HR 0.75 P＝0.0011	13.5 vs 12.1 mo HR 0.82 P＝0.003	11.2 vs 9.8 mo HR 0.81 P＝0.0062	13.3 vs 11.7 mo HR 0.84 P＝0.022	17.4 vs 17.6 mo

Bmab：ベバシズマブ / AFL：アフリベルセプト ベータ / Rmab：ラムシルマブ

【佐藤太郎】

■ 文 献 ■

1) Giantonio BJ et al：J Clin Oncol（2007）
2) Van Cutsem E et al：J Clin Oncol **30**：3499-3506（2012）
3) Bennouna J et al：Lancet Oncol **14**：29-37（2013）
4) Tabernero J et al：Lancet Oncol **16**：499-508（2015）
5) Iwamoto S et al：Ann Oncol **26**：1427-1433（2015）

ベバシズマブ以外の血管新生阻害薬にも「Beyond PD」は成立するのか？

　ベバシズマブ（Bmab）併用化学療法による初回治療に不応となった後，二次治療でBmabを継続して併用すること（bevacizumab beyond progression：BBP）は前向き試験としてのML18147試験およびBRiTEやARIESという2つの大規模観察研究にて効果が報告されている。一方で，血管新生阻害薬としてはBmabの他にアフリベルセプト ベータ（AFL）およびラムシルマブ（Rmab）が二次治療の併用薬として効果が証明されており，どちらの薬剤もBmabを含む初回治療不応後（Beyond PD）において証明されている[1~3]。

　VELOUR試験では，オキサリプラチン（OX）ベースの初回治療に不応となった症例を対象に，FOLFIRIに対するAFLの上乗せ効果が検討されたが，事前に予定されていた前治療におけるBmab投与の有無によるAFLの効果について解析が行われ，Bmab使用歴のある症例における全生存期間は各々12.5ヵ月vs 11.7ヵ月（HR＝0.862），Bmab使用歴のない症例においては，各々13.9ヵ月vs 12.4ヵ月（HR＝0.788）であり，Bmab投与歴の有無による交互作用は認めず（p＝0.57），「Beyond PD」としてのAFLの効果が証明されている[4]。

　RAISE試験では，フッ化ピリミジン，OX，Bmabの併用療法に不応となった進行結腸・直腸癌を対象として，FOLFIRI＋プラセボに対してFOLFIRI＋Rmab併用療法は有意な全生存期間の延長（中央値13.3ヵ月vs 11.7ヵ月 HR＝0.884）を示した。また日本人においても（サブグループ解析），無増悪生存期間の延長が認められている（中央値5.7ヵ月vs 4.3ヵ月 HR＝0.835）[5]。

　よってBmab以外の血管新生阻害薬にも「Beyond PD」は成立するが，AFLおよびRmabも初回治療としてのBmabからの「Beyond PD」であること，また二次治療としてイリノテカン（IRI）ベースの化学療法との併用であることは知っておくべきである。またBmabを継続して使用した場合とAFLおよびRmabに切り替えて「Beyond PD」を行った場合を直接比較した試験はなく，二次治療に至るまでの治療経過や利便性および経済性なども考慮し患者とよく相談し，使用する薬剤を決める必要がある。

　一方で，三次治療以降の「Beyond PD」を明確に証明した試験はないが，フッ化ピリミジン，OX，IRI，血管新生阻害薬，また*RAS*野生型であれば抗EGFR抗体薬，これら全薬剤に対して不応もしくは不耐となった大腸癌を対象に本邦で行われた医師主導治験においてTAS-102とBmabの併用療法の有望な成績が報告されており，TAS-102という新たな化学療法剤の出現により，三次治療以

降の血管新生阻害薬の「Beyond PD」も期待されている[6]。

【久保木恭利】

■ 文　献 ■

1) Bennouna J et al：Lancet Oncol **14**（1）：29-37（2013）
2) Grothey A et al：J Clin Oncol **26**（33）：5326-5334（2008）
3) Grothey A et al：Pharmacoepidemiol Drug Saf **23**（7）：726-734（2014）
4) Van Cutsem E et al：J Clin Oncol **30**（28）：3499-3506（2012）
5) Tabernero J et al：Lancet Oncol **16**（5）：499-508（2015）
6) Kuboki Y et al：Lancet Oncol. 2017 Jul 28. Pii：S1470-2045（17）30425-4.doi：10.1016/S1470-2045（17）30425-4.[Epub ahead of print]

抗 EGFR 抗体薬の使い分けは？

①一次治療では，セツキシマブ（Cmab）は FOLFOX（CALGB80405），FOLFIRI（FIRE-3）ベースに第Ⅲ相試験が行われている。パニツムマブ（Pmab）は FOLFOX（PRIME）のみであるが，日本でパラダイム試験が進行中である。

②二次治療では，ランダム化第Ⅱ相試験において FOLFIRI ベースでの検討は両薬剤ともベバシズマブ（Bmab）との比較が行われている。

③三次治療においては，直接比較試験があり，Cmab に対する Pmab 非劣性を証明した第Ⅲ相試験の ASPECCT 試験がある。また，WJOG で行われた試験では Pmab ＋イリノテカン（IRI）の Cmab ＋IRI に対する非劣性が示唆されている。ともに Bmab 治療後の患者群での Pmab の良好な傾向がみられている。

　概して，使い分けのエビデンスに決定的なものはないが，ファーストラインでやや Cmab，サードラインでやや Pmab のデータが豊富である。皮疹はエビデンス上の違いはないが，Cmab がコントロール良好な印象を持っている現場も多い。結局は 2 週投与か毎週投与のどちらがより対象の患者に適切かが，決定因子となろう（**表 1**）。

　表 1　抗 EGFR 抗体薬の使い分けは？

	セツキシマブ	パニツムマブ
	キメラ抗体	完全ヒト化抗体
（保険上）*KRAS* status	wild が望ましい（推奨）	wild のみ
（保険上）EGFR	EGFR 発現あり	項目なし
ASPECCT		
奏効率	20%	22%
無増悪生存期間（95%信頼区間）	4.4（3.2-4.8）	4.1（3.2-4.8）
全生存期間（95%信頼区間）	10.0（9.3-11.0）	10.4（9.4-11.6）

【佐藤太郎】

Pin Point 18

三次治療以降，先に導入するのは レゴラフェニブ？ TAS-102 ？

　Salvage line に 2 つの経口薬剤が登場してその両方が使える時代になり，やはり皆の気になるところは，レゴラフェニブ（REG）とトリフルリジン・チピラシル（TAS-102）のどちらを先に使った方がより患者にとって有利な結果になるのか？　という問題となるが，現時点では，それに答えられる臨床試験はないので結論は出せないというのが正論であろう。しかし，本項ではいくつかの臨床試験結果から少し考えてみたい。

　まずは CORRECT 試験[1]からみてみると，REG の全生存期間中央値は 6.4 M（HR：0.77）であるが，時代的にこの治療前に TAS-102 が使われているケースはなく，この試験から投与順を示すデータは得ることができない。

　次に TAS-102 の検証試験である RECORUSE 試験[2]では，TAS-102 の全生存期間中央値は 7.1 M（HR 0.68）であるが，REG 投与経験のある患者に限定すると，TAS-102 群の OS 中央値は 6.0 M，プラセボ群は 5.5 M，HR は 0.69（95% CI：0.45-1.05），p=0.0791 と TAS-102 群で OS が延長される傾向であった。REG 投与歴のない患者では TAS-102 群の OS 中央値は 6.7 M，プラセボ群は 4.6 M，HR 0.63（95%CI：0.49-0.82），p=0.0004 で有意に TAS-102 群で OS が延長されていた。REG 先行投与群では OS に有意差がつかなかったが，REG なし群では有意差がついた。これにより，一見 REG 先行は劣るようにみえるが，そう考えるのは尚早であろう。実際には HR にも大きな差はなく，総合的にみても大きな差はないと考えるのが妥当と考える。

　薬剤はより早いラインで使った方が効果が高いのは，ごく一般的であり，それが現れただけの結果ではないかと推察される。後方視的試験の報告としては，Masuishi ら[3]，Arita ら[4]の報告では，いずれの薬剤もほぼ同等の効果を示しており，特にどちらが先が良いかの報告はなされていない。

　Sueda ら[5]のサブグループ解析の報告では，全生存期間中央値は，REG から TAS-102 に連継した患者で 11.5 ヵ月，TAS-102 から REG に連携した患者で 7.6 ヵ月と，若干 REG から開始した群の生存期間が長い傾向であったが，全例で 37 症例と少数例での報告であり有意差はついていない。また一般的には REG の副作用は強いと認識されており，PS の良好な症例には REG から開始となることが推定されるため，背景因子を調整した比較試験がなければ確実なことは言えないと考える。

　Kimura ら[6]は，両薬剤の効果は同等であるが，支持療法などの cost では，明

らかにREGの方が高額となるとの報告であった。Cost-effectivenessの観点から考えると，先にTAS-102を投与し，投与期間がより短くなると考えられるlast lineでREGを用いるのが良いと考えられるかもしれない。しかし，この研究も，症例数の少ないretroの解析結果であるので，いずれも参考に留めるべきと考える。

　残念ながら，投与順に明確な答えは出せないというのが現在の状況であろう。ただし，全ての報告に共通しているものとして，両薬剤の副作用プロファイルが大きく違うため，前治療の副作用をみて投与するというのが実践的であろう。前治療の影響で骨髄抑制が遷延している場合にはREGを，抗EGFR抗体薬やカペシタビンなどで，手足の皮膚障害が強く生じている際には，TAS-102から開始するなどが，実践的で理解しやすい投与順と考える。いずれにせよ，両者共にレベルの高い第Ⅲ相試験を経て明らかな生存期間の延長が示された薬剤であるので，使い残すことなく，確実に使っていくことが肝要と考える。

【小松嘉人】

■ 文　献 ■

1) Grothey A, Van Cutsem E, Laurent D et al：Lancet **381**（9863）：303-312（2013）
2) Mayer RJ, Van Cutsem E, Ohtsu A et al：N Engl J Med **372**（20）：1909-1919（2015）
3) Masuishi T, Taniguchi H, Yamazaki K et al：Clin Colorectal Cancer. 2016 Aug 31. pii：S1533-0028（16）30146-3.
4) Arita S, Shirakawa T, Baba E et al：Anticancer Res **36**（4）：1959-1966（2016）
5) Sueda T, Sakai D, Satoh T et al：Anticancer Res **36**（8）：4299-4306（2016）
6) Kimura M, Usami E, Yoshimura T et al：Mol Clin Oncol **5**（5）：635-640（2016）

1) 骨髄機能抑制
（赤血球減少，血小板減少を中心に）

1 症　状

　血中の好中球の寿命は6〜7時間，血小板は10日程度であり，好中球減少や血小板減少は抗がん薬投与後1〜2週間で発現し，2〜3週間でnadir（最も減少する時期）となる。Grade 3以上（好中球数1,000/mm^{3}未満，血小板数50,000/mm^{3}未満）になると発熱（発熱性好中球減少症：FN）や出血の症状が発現することがあり，時に重篤な経過をたどるため注意を要する。一方，赤血球は寿命が120日と長いため，抗がん薬投与後すぐには減少しないが，治療を継続していく過程で徐々に減少していく。慢性貧血では体内の代償機構が働くために臨床症状が出にくいが，進行すると倦怠感や息切れなどの症状が発現する。

2 原因と考えられる薬剤

　あらゆる殺細胞性抗がん薬が骨髄機能抑制の原因となる可能性があり，治療レジメンによってその頻度が異なる[1〜11]（**表1**）。分子標的治療薬の単独投与では骨髄機能抑制をきたすことは稀であるが，レゴラフェニブは血小板減少をきたすことがある（All grade 13%/grade 3以上3%）。また，殺細胞性抗がん薬との併用において，ベバシズマブや抗EGFR抗体は骨髄機能抑制の頻度を増加させないが，ラムシルマブとアフリベルセプト ベータは好中球減少と血小板減少の頻度が増加する。

3 予　防

　骨髄機能抑制に対する確立された予防法はない。好中球減少に対する顆粒球コロニー刺激因子（G-CSF）の予防投与については次項（発熱性好中球減少症）にゆずる。また，貧血に対するエリスロポエチン（ASCO ガイドライ

表 1　主なレジメンにおける骨髄機能抑制の頻度

試験名または著者名	レジメン	ライン	好中球減少 (%)		貧血 (%)		血小板減少 (%)	
			All	>G3	All	>G3	All	>G3
NO16966[1)]	FOLFOX4±Bmab	1st	58	43	—	—	23	3
	XELOX±Bmab		27	7	—	—	22	7
SOFT[2)]	mFOLFOX6+Bmab	1st	72	34	40	2	54	1
	SOX+Bmab		59	9	39	5	70	4
WJOG4407G[3)]	mFOLFOX6+Bmab	1st	80	35	33	3	17	1
	FOLFIRI+Bmab		88	46	38	5	4	1
PRIME*[4)]	FOLFOX4	1st	—	41	—	—	—	—
	FOLFOX4+Pmab		—	42	—	—	—	—
Falcone A et al[5)]	FOLFIRI	1st	59	28	51	1	7	1
	FOLFOXIRI		83	50	66	3	25	2
FIRIS[6)]	FOLFIRI	2nd	85	52	55	7	30	1
	IRIS		66	36	74	10	35	0
RAISE[7)]	FOLFIRI	2nd	46	23	21	4	14	1
	FOLFIRI+Rmab		59	38	16	2	28	3
VELOUR[8)]	FOLFIRI	2nd	56	30	91	4	34	2
	FOLFIRI+AFL		68	37	82	4	47	3
EPIC[9)]	IRI	2nd	56	25	87	3	28	1
	IRI+Cmab		62	32	85	3	27	2
CORRECT[10)]	placebo	salvage	—	—	2	0	2	0
	REG		—	—	7	3	13	3
RECOURSE[11)]	placebo	salvage	1	0	33	3	8	0
	TAS-102		67	38	77	18	42	5

IRI：イリノテカン，Bmab：ベバシズマブ，Cmab：セツキシマブ，Pmab：パニツムマブ，
Rmab：ラムシルマブ，AFL：アフリベルセプト ベータ，REG：レゴラフェニブ
*KRAS 野生型のみ

ンではヘモグロビン値が 10 mg/dL 未満の症例に推奨[12]）や，血小板減少に対するインターロイキン 11，といった予防的治療薬が存在するが，いずれも本邦では未承認であり使用できない。

4　治療または薬剤の減量投与・中止

　一般的には，前コースで grade 4 の好中球減少または血小板減少，あるいは grade 3 以上の発熱性好中球減少症が発現した場合には殺細胞性抗がん薬を減量し，grade 1 以下に改善してから次コースを開始する。また，貧血と血小板減少に対して血液製剤を使用する際は，厚生労働省の「血液製剤の使用指針[13]」を参考にする。本指針では，慢性貧血では労作時の動悸・息切れなどを認める場合や，Hb 値が 6 g/dL 以下の場合には，赤血球液 2 単位の輸血を行うことが記載されている。また，血小板数が化学療法により 2 万/mm^3 未満に減少し，出血傾向を認める場合は，血小板数を 1～2 万/mm^3 以上に維持するように血小板輸血を行い，血小板減少による重篤な活動性出血を認める場合（特に網膜，中枢神経系，肺，消化管などの出血）には，血小板数を 5 万/mm^3 以上に維持するように血小板輸血を行うことが記載されている。

【新井裕之・中島貴子】

■ 文　献 ■

1) Cassidy J et al：J Clin Oncol **26**：2006-2012（2008）
2) Yamada Y et al：Lancet Oncol **14**：1278-1286（2013）
3) Yamazaki K et al：Ann Oncol **27**：1539-1546（2016）
4) Douillard JY et al：J Clin Oncol **28**：4697-4705（2010）
5) Falcon A et al：J Clin Oncol **25**：1670-1676（2007）
6) Muro K et al：Lancet Oncol **11**：853-860（2010）
7) Tabernero J et al：Lancet Oncol **16**：499-508（2015）
8) Van Cutsem E et al：J Clin Oncol **30**（28）：3499-3506（2012）
9) Sobrero AF et al：J Clin Oncol **26**：2311-2319（2008）
10) Grothey A et al：Lancet **381**：303-312（2013）
11) Mayer RJ et al：N Engl J Med **372**：1909-1919（2015）
12) Rizzo JD et al：J Clin Oncol **28**：4996-5010（2010）
13) http://www.mhlw.go.jp/stf/seisakunitsuite/bunya/0000127999.html

2）発熱性好中球減少症

1 症　状

日本臨床腫瘍学会の発熱性好中球減少症（FN）診療ガイドライン[1]では，「好中球数が $500/\mu L$ 未満，または $1,000/\mu L$ 未満で48時間以内に $500/\mu L$ 未満に減少すると予測される状態」で，かつ「腋窩温37.5度以上（口腔内温38℃以上）の発熱」を生じた場合をFNと定義している。

2 原因と考えられる薬剤

いずれの殺細胞性抗がん薬もFNの原因となり得る。一方，大腸癌の化学療法で用いる分子標的治療薬はFNにほとんど関与しないと考えられる。殺細胞性抗がん薬の二剤併用レジメンでのFN発症率は1〜5%[2,3]，三剤併用レジメンでは5〜8%[4,5]である。

3 予　防

好中球減少時には生活における感染予防策が重要である。手洗いによる手指消毒を常に心がけ，皮膚や口腔内の清潔を保つ。好中球減少時に摂取する食材はよく加熱されたものが望ましい。植物はアスペルギルスなどが検出されることもあるため部屋に置くことは避け，ペットとの同室内居住も避けるべきである。大腸癌の化学療法では好中球減少期間が長期間持続するようなレジメンはないため，抗菌薬の予防投与は推奨されていない[1]。また，FN発症率が20%以上のレジメンを使用するときには顆粒球コロニー刺激因子（G-CSF）の一次予防的投与がガイドライン上推奨されているが，大腸癌の化学療法ではいずれのレジメンもFN発症率が10%未満であるため，推奨されていない[6]。

表 1　MASCC スコア

項　　　目	スコア
臨床症状	
無症状または軽度の症状	5
中等度の症状	3
血圧低下なし	5
慢性閉塞性肺疾患なし	4
固形癌である，あるいは造血器腫瘍で真菌感染症の既往がない	4
脱水症状なし	3
外来管理中に発熱した患者	3
60 歳未満（16 歳未満には適応なし）	2

スコアの合計は最大 26 点
21 点以上：低リスク症例
20 点以下：高リスク症例

4　治療または薬剤の減量投与・中止

　FN と診断された場合は，感染巣を同定すべく診察を行い，血液培養 2 セット，必要に応じて胸部 X 線検査・尿検査などを行う。FN は治療のタイミングが遅れると致死的になる可能性があるため，血液培養結果を待たずに，原則的には入院して経静脈的に経験的抗菌薬投与を速やかに開始する。推奨される抗菌薬はグラム陰性桿菌をカバーする β-ラクタム薬単独投与であり，解熱し好中球数が $500/\mu L$ 以上に回復するまで継続する。一方，MASCC スコア[7]（**表 1**）による重症化リスク評価で低リスク（21 点以上）かつ経口摂取可能であれば，外来での経口抗菌薬（シプロフロキサシン＋クラブラン酸・アモキシシリンが推奨されるが，レボフロキサシンも可）が可能であるが，外来治療の場合，15～20％の患者で初期治療が奏効せず入院治療が必要となるため[8]，臨時受診が常時対応可能な体制が整っている施設であることが必要である。G-CSF の治療的投与は，入院期間や好中球回復までの期間を短縮する効果はあるが，生存率に影響を与えなかったことから，一律に行うこと

は推奨されない。しかし，高齢者・肺炎・臓器障害などの危険因子を有する患者においては投与を検討すべきである。また，前コースで FN を認めた場合は，すべての殺細胞性抗がん薬を減量する。

【新井裕之・中島貴子】

■ 文 献 ■

1) 日本臨床腫瘍学会編：発熱性好中球減少症（FN）診療ガイドライン．南江堂，東京（2013）
2) Cassidy J et al：J Clin Oncol **26**：2006-2012（2008）
3) Yamazaki K et al：Ann Oncol **27**：1539-1546（2016）
4) Falcon A et al：J Clin Oncol **25**：1670-1676（2007）
5) Loupakis F et al：N Engl J Med **371**：1609-1618（2014）
6) 日本癌治療学会編：G-CSF 適正使用ガイドライン 2013 年版．金原出版，東京（2013）
7) Klastersky J et al：J Clin Oncol **18**：3038-3051（2000）
8) Elting LS et al：J Clin Oncol **26**：606-611（2008）

3) 全身倦怠感

　全身倦怠感は，癌患者に認める最も頻度の高い症状のひとつである。大腸癌化学療法に伴う倦怠感は分子標的治療薬，殺細胞性抗がん薬いずれも原因となり得る。また，癌の進行に伴う疼痛，抑うつなどの症状によって引き起こされる場合もある。本項では，全身倦怠感の評価，頻度，原因，治療，予防について解説する。

1　全身倦怠感の評価

　全身倦怠感の評価としては，最もよく用いられる CTCAE v4.0[1] による評価の他，NCCN ガイドラインで提唱されるスケール評価[2]（直近 3 日間で最も感じた疲労を 0～10 段階で評価），質問票を用いた評価法である Cancer Fatigue Scale（CFS）[3] 等がありこれらを用いて客観的な評価を定期的に行う。

2　分子標的治療薬に伴う全身倦怠感の頻度

　分子標的治療薬を併用した化学療法レジメンにおける倦怠感の頻度を**表1**に示す。

　MAX 試験においてカペシタビン（Cape）＋ベバシズマブ（Bmab）と Cape 単剤の全身倦怠感はほぼ同等であり，Bmab 併用による倦怠感の増加は認められなかった。一方，RAISE 試験，VELOUR 試験における全身倦怠感の主たる原因は併用する殺細胞性抗がん薬であるが，ラムシルマブ（Rmab），アフリベルセプト ベータ（AFL）併用により倦怠感の頻度は高くなる傾向を認めた。CORRECT 試験は標準治療抵抗性となった大腸癌患者に対して，マルチキナーゼ阻害薬のレゴラフェニブ（REG）と placebo を比較した試験であるが，REG 群では倦怠感の頻度が高くなっている。

3　原　　因

　全身倦怠感の原因として化学療法に起因する倦怠感だけでなく，背景にあ

表 1　各化学療法レジメンにおける全身倦怠感の頻度

臨床試験	化学療法レジメン	有害事象 Grade（CTCAE ver4.0）		
		Grade 1～2	Grade 3	Grade 4
MAX[4]	Cape＋Bmab	68.4%	9.6%	
	Cape	64.4%	9.6%	
RAISE[5]	FOLFIRI＋Rmab	46%	12%	4%
	FOLFIRI	44%	8%	0%
VELOUR[6]	FOLFIRI＋AFL	43.6%	16.0%	0.8%
	FOLFIRI	39.6%	10.4%	0.2%
CORRECT[7]	REG	36%	9%	<1%
	Placebo	23%	5%	<1%

る病態を念頭において治療を行う必要がある。以下に全身倦怠感の原因となり得る病態について解説する。

1.　貧　　血

　骨髄抑制による貧血だけでなく，原病に伴う消耗性貧血や消化管出血などの出血性病変の有無を評価する。

2.　発熱・呼吸苦

　発熱や呼吸苦といった症状が全身倦怠感を生じていることがある。骨髄抑制に伴う感染症合併による発熱や，原病の進行，化学療法に伴う間質性肺炎による呼吸状態の悪化などが挙げられる。

3.　脱　　水

　化学療法による食思不振・悪心・嘔吐・下痢などの消化器症状による脱水が全身倦怠感の原因となり得る。

4.　電解質異常

　イリノテカンに代表される下痢を起こしやすい化学療法による電解質異常

や骨転移による高 Ca 血症に加え，抗 EGFR 抗体薬に特徴的な電解質異常として低マグネシウム（Mg）血症がある。低 Mg 血症の原因は遠位尿細管上皮における Mg 再吸収阻害であるとされており，パニツムマブでは 16.9％，セツキシマブでは 11.5％に低 Mg 血症を認め，投与開始後 12 週未満で発現することが多いと報告されている[8,9]。

5. 原疾患の進行

化学療法に直接起因する全身倦怠感は，経過によって改善することが多いが，改善を認めない場合は上述の病態や原病の進行に伴う全身倦怠感を念頭に置き，病状の再評価を行う。

4 治　療

全身倦怠感を認めた場合は上述のような病態を念頭に原因検索を行い，原因に応じた治療を行う。明らかな原因が指摘できない場合は，化学療法に直接起因する全身倦怠感として治療の休止，減量中止を検討する。

殺細胞性抗がん薬，分子標的治療薬の併用療法を施行している場合は，全身倦怠感の主たる要因は殺細胞性抗がん薬と考えられることから，まず殺細胞性抗がん薬の減量を考慮する。また REG に関しては，同剤投与時の全身倦怠感に対するステロイド併用の有効性が報告されている。REG 投与期間中に連日デキサメタゾン 2 mg を投与することにより，grade 2 以上の全身倦怠感の頻度の減少を認めた（52.8％ vs. 27.8％ $p = 0.03$）[10]。

5 予　防

全身倦怠感の原因は多彩で，その原因の検索，同定が重要である。そのためには多職種による定期的，多角的なアセスメントが重要と考える。

【白数洋充・山﨑健太郎】

■ 文　献 ■

1) Tabernero J et al：Eur J Cancer **50**（2）：320-331（2014）
2) Butt Z et al：J Pain Symptom Manage **35**（1）：20-30（2008）

3) Okuyama T et al：J Pain Symptom Manage **19**（1）：5-14（2000）
4) Tebbutt NC et al：J Clin Oncol **28**（19）：3191-3198（2010）
5) Tabernero J et al：The Lancet Oncology **16**（5）：499-508（2015）
6) Van Cutsem E et al：J Clin Oncol **30**（28）：3499-3506（2012）
7) Grothey A et al：The Lancet **381**（9863）：303-312（2013）
8) アービタックス使用成績調査
9) ベクティビックス使用成績調査
10) Miyamoto Y et al：ASCO 2016：abst#10127

4) 悪心・嘔吐

1 症　状

　悪心・嘔吐は癌薬物療法に伴う代表的な副作用であり，コントロール不十分の場合には，患者の QOL を大きく損なう。そのため，催吐リスクに合わせて初回から適切に予防的制吐薬を使用し，積極的に悪心をコントロールすることが重要である。化学療法誘発性の悪心・嘔吐は急性，遅発性，予期性に大別される。急性の悪心・嘔吐は治療開始 24 時間以内に発現する。遅発性悪心・嘔吐は治療開始 24 時間以降に起こるもので，1～7 日間持続する。予期性の悪心・嘔吐は以前の化学療法で十分にコントロールできなかった患者で，次治療前に発現する悪心・嘔吐である。

2 原因と考えられる薬剤

　大腸癌治療で使用される代表的な薬剤の催吐リスクを示す（**表 1**）。各種ガイドラインにおいて高リスク，中間リスク，低リスク，最小リスクに分けられている。分子標的治療薬は一般に催吐リスクは低い。催吐リスクの高い患者因子として女性，若年，飲酒歴が少ない，乗り物酔いの既往，以前の化学療法で悪心・嘔吐を経験している，などが報告されている。

3 予　防

　急性，遅発性の嘔吐のコントロールには，抗がん薬の催吐リスクに応じた適切な制吐薬の予防投与が必要不可欠である。FOLFOX や FOLFIRI などの併用療法では，最も催吐リスクの高い薬剤（オキサリプラチンやイリノテカン）に合わせた制吐薬を選択する。また FOLFOXIRI のように中間リスクの薬剤同士を併用する場合は，高リスクに準じた予防策も考慮される。

　キーとなる制吐薬は，セロトニン（5-HT$_3$）受容体拮抗薬，ニューロキニン-1（NK$_1$）受容体拮抗薬，ステロイド（主にデキサメタゾン）の 3 種類で

表 1　大腸癌に用いられる主な化学療法剤の催吐リスク

薬剤（点滴）	催吐リスク
5-FU	低
オキサリプラチン	中間
イリノテカン	中間
ベバシズマブ	最小
ラムシルマブ	最小
アフリベルセプト ベータ	低
セツキシマブ	最小～低
パニツムマブ	最小～低
薬剤（内服）	
カペシタビン	低
S-1	記載なし
レゴラフェニブ	低
トリフルリジン・チピラシル	中間

ある。米国臨床腫瘍学会（ASCO）[1]，国際がんサポーティブケア学会（MASCC）/欧州臨床腫瘍学会（ESMO）[2]や NCCN（National Comprehensive Cancer Network），日本癌治療学会からそれぞれ制吐薬のガイドラインが発表されている。海外のガイドラインを本邦に適用する際には 5-HT$_3$ 受容体拮抗薬の承認用量が欧米と本邦で異なる点に注意が必要である。近年，標準的な予防制吐薬に加えて，セロトニン受容体およびドパミン受容体遮断作用を有するオランザピンを追加することの有用性が報告されている[3]。本邦でも，2017 年 6 月に厚生労働省からオランザピンを抗がん薬に伴う悪心・嘔吐に対して使用した場合に，保険適用の対象とすることが周知された。原則として他の制吐薬（5-HT$_3$ 受容体拮抗薬，ステロイド，NK$_1$ 受容体拮抗薬など）と併用し，1 サイクルにつき 6 日間までを投与の目安とする。

4　治療または薬剤の減量投与・中止

　予防的に制吐薬を使用しても，悪心・嘔吐を経験する場合には治療的に制吐薬を追加する。メトクロプラミド，プロクロルペラジン，ハロペリドール，ロラゼパム，アルプラゾラムなどが投与される。また，悪心・嘔吐に抗がん

薬以外の要因がないかを確認することも重要であり，その原因としてはオピオイド系鎮痛薬の使用，中枢神経系への転移，消化管の閉塞，高カルシウム血症などが挙げられる。

　次サイクルへ向けての対策としては，まず催吐リスクに応じた適切な制吐薬が適切な量で投与されているかを確認する。予防策に問題がなければ，次サイクルからより高いリスクに対する予防的制吐薬を投与する。症状コントロールが難しい場合は，抗がん薬の減量が検討される。また，予期性の悪心・嘔吐には一般にベンゾジアゼピン系薬剤（ロラゼパム，アルプラゾラム）の投与を行うが，治療に難渋することも多い。

【本多和典・谷口浩也】

■ 文　献 ■

1) Basch E et al：J Clin Oncol **29**（31）：4189-4198（2011）
2) Roila F et al：Ann Oncol **27**（suppl 5）：v119-v133（2016）
3) Navari RM et al：N Engl J Med **375**（2）：134-142（2016）

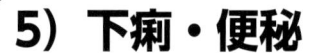

5) 下痢・便秘

1 下　痢

　下痢は多くの抗がん薬で認められる毒性であり，患者の QOL を低下させるばかりか重度の下痢の場合は電解質異常，腎不全などを併発し生命にも危険が及ぶ。治療初期から診察時に消化器毒性の有無を必ず確認し，適切な評価を行った上で治療にあたる必要がある。本項では分子標的治療薬による下痢を中心に概説する。

　分子標的治療薬の中では抗 EGFR 抗体薬による下痢が知られているが，それ以外でもレゴラフェニブ（REG）やラムシルマブ（Rmab），ベバシズマブ（Bmab），またアフリベルセプト ベータ（AFL）でも下痢を引き起こすことが知られている。

1．分子標的治療薬による下痢

1）抗 EGFR 抗体薬

　Grade 2 以下の下痢がセツキシマブ（Cmab）単剤で 15.1%，パニツムマブ（Pmab）単剤で 1.83% と報告されている。そのうち grade 3 以上の下痢は Cmab で 2.7%，Pmab で 0.08% と重篤な下痢は少ない。しかしイリノテカン（IRI）との併用では，IRI 単独でも重篤な下痢をきたすことがあり，頻度，重篤度ともに増すことに注意すべきである。

2）血管新生阻害薬

　Bmab を投与した 7 試験のメタ解析の結果や VELOUR 試験の結果から，grade 3 以上の下痢が placebo 群に比較し Bmab 投与群や AFL 群で有意に多いと報告されている[1,2]。しかし，VELOUR 試験については併用した IRI の用量（180 mg/m^2）に留意する必要がある。また，RAISE 試験においては FOLFIRI に対する Rmab の上乗せにより下痢の発現頻度に差は認められていない[3]。

3）チロシンキナーゼ阻害薬

CORRECT 試験の日本人解析では REG による下痢は 21.5％に生じ，grade 3 の下痢を発症した患者は全体の 1.5％と報告されている[4]。

下痢の毒性は，血管新生阻害薬や抗 EGFR 抗体薬ばかりでなく，これらの薬剤と併用するフッ化ピリミジン系抗がん薬や IRI などの殺細胞性抗がん薬で生じることも多い。殺細胞性抗がん薬＋分子標的治療薬の場合，殺細胞性抗がん薬単独より重篤化することがあるため殺細胞性抗がん薬の減量などを考慮する。

2. 鑑別診断

化学療法中やステロイド投与中は易感染性から注意すべきは感染性腸炎との鑑別である。発熱の有無や下痢の性状，広域抗菌薬使用の有無は必ず聴取する。

3. 下痢への対処

我々は化学療法開始時に頓用薬としてロペラミドを患者に処方している。Grade 2 の下痢が生じた場合（ベースラインより 4～6 回の排便回数の増加）にロペラミドを服用するよう指導し，2 日以上 grade 2 の下痢が継続するのであれば grade 1 に低下するまで薬剤の投与を中止すべきである。Grade 1 に改善するまでは飲水量を多くするなどして脱水や電解質異常に陥らないように指導する。Grade 3 以上であれば，入院加療を行うことを考慮する。IRI を併用する場合はコリン作動性の下痢が発現することを考慮すべきである。前立腺肥大症や緑内障の既往がない症例ではアトロピンやブチルスコポラミンなどの抗コリン薬の使用を考慮すべきである。

2 便　秘

血管新生阻害薬や抗 EGFR 抗体薬により便秘の頻度が増すという報告はない。CORRECT 試験の日本人解析では REG により全体の 13.8％の患者が便秘を発症したが，grade 3 以上の便秘が発現した患者はおらず，また使用成績調査においても全体で 1.7％，grade 3 以上の便秘が発現した患者は認めら

れなかった[4]。

　大腸癌患者においては手術の既往や腹水，癌による物理的な閉塞による便秘症状が発現することも多い。分子標的治療薬の投与時にもパロノセトロンやアプレピタントなどの制吐薬やオピオイドの併用薬剤による便秘症状の増悪のリスクも高く，これらを念頭において治療を行う必要がある。

【大北仁裕・辻　晃仁】

■ 文　献 ■
1）Hurwitz HI et al：Oncologist **18**（9）：1004-1012（2013）
2）Van Cutsem E et al：J Clin Oncol **30**（28）：3499-3506（2012）
3）Tabernero J et al：Lancet Oncol **16**（5）：499-508（2015）
4）Yoshino T et al：Invest New Drugs **33**（3）：740-750（2015）

6) 口　内　炎

1　症　状

　口内炎は歯肉や舌を含む口腔内全体の炎症と定義されるが，一般的には口腔粘膜に生じる口腔粘膜炎と同義として用いられる。疼痛による QOL 低下だけでなく，経口摂取低下による栄養状態の悪化や二次感染を引き起こすことも少なくない。また，化学療法の休止や減量が必要となれば，本来の治療効果を減弱させることにもなる。口腔粘膜炎の重症度分類は**表1**の通りである。

2　原因と考えられる薬剤

　大腸癌化学療法の key drug であるフッ化ピリミジン系抗がん薬は口内炎の発生頻度が高い。また，VEGF 系の分子標的治療薬はフッ化ピリミジン系抗がん薬との併用で，口内炎の頻度を上昇させる可能性がある。FOLFIRI ＋ラムシルマブ（Rmab）療法と FOLFIRI ＋プラセボ療法とを比較した RAISE 試験において，Rmab 併用群で口内炎の頻度がやや高かった（全 grade 17% vs. 10%）[1]。アフリベルセプト ベータも VELOUR 試験において，口内炎はプラセボ群の全 grade 35%，grade 3 以上 5% に対してそれぞれ 55%，14% と発現頻度が高いことが報告されている[2]。また，レゴラフェニブは COR-RECT 試験において全 grade で 27%，garade 3 以上のものが 5% と報告されており，口内炎の発生には注意しなければならない[3]。

表1　米国 NCI の Common Terminology Criteria for Adverse Events（CTCAE）version 4.0 と WHO の分類

	Grade 1	Grade 2	Grade 3	Grade 4	Grade 5
NCI-CTCAE version 4.0	症状がない，または軽度の症状がある；治療を要さない	中等度の疼痛；経口摂取に支障がない；食事の変更を要する	高度の疼痛；経口摂取に支障がある	生命を脅かす；緊急処置を要する	死亡
	Scale 1	Scale 2	Scale 3	Scale 4	
WHO	ひりひりした痛み，紅斑	固形物の摂取は可能な紅斑，潰瘍	固形物の摂取が困難な紅斑，潰瘍	経口摂取ができない紅斑，潰瘍	

3 予 防

2014年の国際がんサポーティブケア学会/国際口腔腫瘍学会（MASCC/ISOO）ガイドラインに口内炎に対する予防法が示されているが，エビデンスレベルの高いものは少ない[4]。

最も基本となるのは口腔ケアである。口腔内不衛生，歯周病の存在は口内炎のリスクファクターとなる。そのため，特に齲歯や歯周病を有する場合には，化学療法開始前に歯科を受診させ，連携を図ることが必要である。また患者自身に口腔ケアの重要性を理解してもらい，セルフケアを継続するよう指導しなければならない。

化学療法前に氷片を口腔内に含み，口腔内を冷却することで口腔内への抗がん薬の暴露を減少させるクライオセラピーはランダム化比較試験で予防効果が示されている[5]。しかし，この試験は，5-FU の急速静注レジメンで行われているため，現在使用されることの多い持続静注レジメンでの有効性は不明である。

4 治 療

アズレンスルホン酸を含む含嗽薬は保湿効果だけでなく，抗炎症作用も有している。痛みが強い際にはリドカインを加えることも有効である。

本邦ではステロイドを含有する軟膏が処方されることが多いものの，化学療法に伴う口内炎では創傷治癒遅延作用により逆効果にもなり得る。またカンジダやヘルペスウイルス感染を合併した際には，それに応じた抗真菌薬，抗ウイルス薬による治療が必要であるため，口腔内を十分に診察しなければならない。感染を合併している場合，ステロイド含有軟膏は原則禁忌である。

他にも亜鉛やビタミン剤の内服が行われることもあるが，有効性を検証したランダム化前向き試験はなく，エビデンスに乏しい。

【三谷誠一郎・谷口浩也】

■ 文 献 ■

1) Tabernero J et al：Lancet Oncology **16**（5）：499-508（2015）
2) Van Cutsem E et al：Journal of Clinical Oncology **30**（28）：3099-3506（2012）
3) Grothey A et al：Lancet **381**（9863）：303-312（2013）
4) Lalla RV et al：Cancer **120**（10）：1453-1461（2014）
5) Mahoud DJ et al：Journal of Clinical Oncology **9**（3）：449-452（1991）

7) 肝　障　害

1　症　　状

　薬剤性肝障害は，一般的に aspartate transaminase（AST），alanine trans-aminase（ALT）が alkaline phosphatase（ALP）よりも上昇する肝細胞性肝障害と ALP が AST，ALT より上昇する胆道系肝障害に分けられる。分子標的治療薬でどちらのパターンが多いかなどのデータは存在せず，分子標的治療薬に伴う有害事象の代表的な症状は，AST，ALT，ALP，ビリルビンの上昇および，全身状態の異常が挙げられる。

2　原因と考えられる薬剤

　ヒト化モノクローナル抗体薬であるベバシズマブ（Bmab），ラムシルマブ（Rmab），セツキシマブ（Cmab），パニツムマブ（Pmab）および，アフリベルセプト ベータ（AFL）では，重篤な肝障害頻度は低いとされている。一方 VEGFR を標的とした小分子化合物のメタ解析によると，肝不全の頻度は 0.8％とまれであるものの，すべての grade でみると AST，ALT，ALP，ビリルビンは，対照群より有意に上昇したことが報告されている[1]。大腸癌では，承認されている薬剤のうちレゴラフェニブ（REG）の肝障害が最も重要と考えられる。

●レゴラフェニブ

　REG は VEGFR1，2，3，RET，KIT，PDGFRα，β，FGFR1，2 などを阻害するマルチキナーゼ阻害薬である。AST，ALT の上昇などは REG の臨床試験では高頻度に認められているが，切除不能・再発大腸癌の標準治療終了後の症例で REG 単剤とプラセボを比較したランダム化第 III 相試験である CORRECT 試験では，致死的な肝不全の頻度が REG 群で 1.6％，プラセボ群で 0.4％という結果であった[2]。切除不能・再発大腸癌症例の多くは肝転移が

表1 切除不能・再発大腸癌第Ⅲ相試験（CORRECT 試験），GIST 第Ⅲ相試験
（GRID 試験）における肝毒性の頻度

臨床検査値	CORRECT 試験		GRID 試験	
全 体	REG 群 (N=500) N（%）	プラセボ群 (N=253) N（%）	REG 群 (N=132) N（%）	プラセボ群 (N=66) N（%）
AST または ALT＞3×ULN	70（14.7）	29（11.6）	11/131（8.4）	5/66（7.6）
AST または ALT＞5×ULN	35（ 7.4）	16（ 6.4）	6/131（4.6）	2/66（3.0）
AST または ALT＞10×ULN	13（ 2.7）	5（ 2.0）	3/131（2.3）	1/66（1.5）
AST または ALT＞20×ULN	5（ 1.1）	2（ 0.8）	1/131（0.8）	0
AST または ALT＞3×ULN， T-Bil＞1.5×ULN	44（ 9.3）	18（ 7.3）	2/120（1.7）	1/65（1.5）
AST または ALT＞3×ULN， T-Bil＞2×ULN	35（ 7.4）	17（ 6.9）	2/120（1.7）	1/65（1.5）
AST または ALT＞3×ULN および前後 3 日以内の悪心， 嘔吐，食欲減退，腹痛，疲労	20（ 4.2）	11（ 4.4）	0	1/66（1.5）

＊REG：レゴラフェニブ

認められるため，REG の副作用，肝転移，病勢進行を明確に区別することは
しばしば困難である[3]（**表 1**）。

3 予 防

REG の肝障害を予防する薬剤は存在しないが，投与前および投与中の注意
深い肝機能のモニタリングと適切な休薬・減量・中止が最も重要になる。国
際共同第Ⅲ相試験では，最初の 2 サイクルは 1 週に 1 回以上，6 ヵ月までは
2 週間に 1 回の肝機能のモニタリングが設定されており，可能な限り同様に
経過をみることが望ましい。

4 治療または薬剤の減量投与・中止

FDA のラベルでは，REG は軽度（Child-Pugh A）・中程度（Child-Pugh
B）の肝障害では，慎重投与のうえ用量の調整は必要なく，重度（Child-Pugh

C) の肝障害では投与を推奨しないとされている。

REG における切除不能・再発大腸癌の第Ⅲ相試験（CORRECT 試験）および消化管間葉系腫瘍の第Ⅲ相試験（GRID 試験）では，AST，ALT，ビリルビンにおいて以下のような休薬・減量・中止基準で試験を行った[2,4]。

①**Grade 0 から 1，grade 1 から 2 への上昇**：同用量で投与を継続し，AST，ALT，ビリルビンを初回発現時から 2 週は週 2 回測定する。その後最低 4 週間は週 1 回測定を行う。

②**Grade 0 から 2 への上昇**：Grade 1 以下に軽快するまで休薬する。AST，ALT，ビリルビンの測定を週 2 回行う。治療再開時は 1 錠（40 mg）減量で投与を行う。AST，ALT，ビリルビンを再開時から最初の 2 週は週 2 回測定し，その後最低 4 週間は週 1 回測定を行う。再度肝障害が出た場合，投与を中止する。

③**Grade 3 への上昇**：ベースラインが grade 0 もしくは 1 の場合は，grade 1 以下に軽快するまで休薬する。ベースラインが grade 2 の場合は，grade 2 に回復するまで休薬する。AST，ALT，ビリルビンの測定を初回発現時から週 2 回行う。AST または ALT が基準値上限の 8 倍を超え，前回のビリルビン値と比較して，程度を問わず上昇を伴う場合は，初回発現時であっても REG 投与中止を検討する。治療再開時は 1 錠（40 mg）減量で投与を行う。AST，ALT，ビリルビンを再開時から最初の 2 週は週 2 回測定し，その後最低 4 週間は週 1 回測定を行う。再度肝障害が出た場合投与を中止する。

④**Grade 4 への上昇**：投与を中止する。

【坂東英明】

■ 文　献 ■

1) Ghatalia P et al：Crit Rev Oncol Hematol **93**（3）：257-276（2015）
2) Grothey A et al：Lancet **381**（9863）：303-312（2013）
3) Grothey A et al：Oncologist **19**（6）：669-680（2014）
4) Demetri GD et al：Lancet **381**（9863）：295-302（2013）

8) 腎　障　害

1　血管新生阻害薬に伴う腎障害

　血管新生阻害薬（ベバシズマブ（Bmab），ラムシルマブ（Rmab），アフリベルセプト　ベータ（AFL））による腎障害としては，①蛋白尿，②高血圧に伴う腎障害に注意する必要がある。

　血管新生阻害薬による蛋白尿の発現のメカニズムとしては，VEGF を阻害することにより，糸球体毛細血管の修復が滞り糸球体のフィルター機能が低下し，尿中に蛋白が移行すると考えられている。また，最近では，血管新生阻害薬治療により，糸球体の足細胞から産生される局所の VGEF が低下することで糸球体障害を生ずるとの報告もある。治療開始時に蛋白尿の合併を認めない患者においても，治療開始後に蛋白尿の発現が認められることがあるため，治療期間中は定期的に尿蛋白の検査が必要である。尿蛋白の定量については，1 日尿蛋白量排泄量を測定することが望ましいが，実臨床の現場で測定することは難しいことが多い。そこで代用されるのが，「尿中蛋白/クレアチニン比（UPCR）」である。随時尿による尿中蛋白定量値（mg/dL）/尿中クレアチニン濃度（mg/dL）が 1 日尿蛋白量排泄量（g/日）とほぼ等しいとされており，外来にて簡便にチェックすることが可能である。

　蛋白尿が進行し血液中の蛋白質が減少すると，浮腫や脂質の上昇が現れる。浮腫はネフローゼ症候群の主な臨床症状である。アルブミン低下を伴う浮腫がみられる場合はネフローゼ症候群を視野に入れた診断や治療が必要となるため，速やかに腎臓専門医に助言を求めることが肝要である。

　発現率は，Bmab に関する転移性大腸癌の多くの臨床試験においては 10％程度，重篤な蛋白尿（ネフローゼ症候群）に関しては 1％未満と報告されている。Rmab に関しては RAISE 試験において約 17％，grade 3 以上の蛋白尿が約 3％，ネフローゼ症候群は 0.6％と報告されている。AFL は VELOUR 試験にて grade 3 以上の蛋白尿が約 8％であったが，ネフローゼ症候群は 2 例

（約0.3%）の報告であった[1~3]。

　適切なマネージメントによって，蛋白尿および尿中蛋白陽性を発現した患者のうち多くは投与の継続が可能であり，grade 3の蛋白尿を認めた症例においても投与中止，休薬または投与延期により無処置で回復することが多い。なお，Rmabに関しては，2 g以上の蛋白尿を認めた場合は休薬し，2 g未満になれば減量（8 mg/kg→6 mg/kg→5 mg/kg）することが適正使用ガイドラインにおいて推奨されている。

　高血圧に伴う腎障害に関しては，高血圧のコントロールを行うことが治療の主体となる。

2　抗EGFR抗体薬に伴う腎障害

　抗EGFR抗体薬（セツキシマブ（Cmab），パニツムマブ（Pmab））では，特徴的副作用として低マグネシウム血症が挙げられる。発現機序は明確になっていないが，尿細管の障害によるといわれている。通常，マグネシウムは腎の糸球体濾過，尿細管分泌と尿細管からの再吸収といった過程を経て尿中に排泄されるが，尿細管の障害によりこの機構がうまく働いていないことが原因とされる。臨床症状は神経・筋肉障害，精神・行動の異常，循環器系異常，消化器系障害など極めて多様であると考えられているが，多くは無症候である。しかしながら，不整脈などは時に致命的になることから定期的なモニタリングが必要である。これらの症候の発生は必ずしも血漿マグネシウム濃度と相関はしない。対処法としては，血清マグネシウム値が低下していても，臨床症状が認められない場合は，抗EGFR抗体薬の休止を考慮しつつ，十分注意しながら経過観察を行うことが選択肢となる。Grade 3以上の低マグネシウム血症が発現した場合は，まずは抗EGFR抗体薬の休止を考慮する。休止せずに点滴製剤によって行うマグネシウム補充も対処のひとつであるが，休薬しなければなかなか改善は得られないことが多い。発現率は，Cmabで約20%，Pmabで約30%と，ややPmabに多い傾向にある。Grade 3以上はセツキシマブで約3%，Pmabで約7%程度と報告されている[4]。

3 レゴラフェニブに伴う腎障害

　レゴラフェニブも作用機序として VEGFR 1-3 を阻害することから，血管新生阻害薬と同様に，①蛋白尿，②高血圧に伴う腎障害に注意する必要がある。蛋白尿の発現頻度は CORRECT 試験において約 7%，grade 3 以上が 1.4% と報告されている[5]。

【久保木恭利】

■ 文　献 ■

1) Bennouna J et al：Lancet Oncol **14**（1）：29-37（2013）
2) Van Cutsem E et al：J Clin Oncol **30**（28）：3499-3506（2012）
3) Tabernero J et al：Lancet Oncol **16**（5）：499-508（2015）
4) Price TJ et al：Lancet Oncol **15**（6）：569-579（2014）
5) Grothey A et al：Lancet **381**（9863）：303-312（2013）

9）神経症状

1 症　状

　オキサリプラチン（OX）は大腸癌治療の key drug であり，末梢神経障害
（PN）の代表的な原因薬剤でもある。OX の PN は投与直後から数日の間に
生じる急性障害と累積投与量に依存して生じる慢性障害に大別される。前者
は手足，口唇，喉頭に生じる感覚障害が主体である。後者は，書字やボタン
掛けの困難，歩行障害など機能障害が加わる。

2 原因と考えられる薬剤

　OX はフッ化ピリミジンや抗体薬と併用されるが，切除不能大腸癌二次治
療例を対象に FOLFOX 療法と FOLFOX ＋ベバシズマブ（Bmab）併用療法
を比較した E3200 試験において，Bmab 併用群で有意に grade 3 以上の PN
が多く認められた（16％ vs 8％，p＝0.011）。Bmab 併用により治療期間が延
長し，OX への曝露量が増加する際に注意が必要である[1]。

3 予　防

　これまでに OX による PN の予防を目的としてカルシウムとマグネシウ
ム[2]，牛車腎気丸[3]，プレガバリン（PGB）[4]を用いたプラセボ対照第Ⅲ相試験
が行われたが，いずれもその有効性は証明されなかった。

4 治療または薬剤の減量投与・中止

　OX によるしびれの症状に対しては鎮痛薬，鎮痛補助薬が用いられる。
デュロキセチン（DXT）はパクリタキセル，OX によって生じた有痛性の PN
を軽減することがプラセボ対照ランダム化比較試験で報告されている[5]。ま
た，少数例の前向き試験では PGB 投与で約半数の患者で OX による grade 3
の PN が grade 1，2 に回復したという報告がある[6]。PGB では眠気やふらつ

表1 CTCAE ver 4.0（末梢性感覚ニューロパチー）と DEB-NTC の比較

Grade	CTCAE	DEB-NTC
1	症状がない： 深部腱反射の低下または知覚異常	末梢神経障害の発現 ただし，7日未満に回復する。
2	中等度の症状がある： 身の回り以外の日常生活動作の制限	7日以上持続する末梢神経障害 ただし，機能障害はない。
3	高度の症状がある：身の回りの日常生活動作 の制限	機能障害の発現
4	生命を脅かす：緊急処置を要する	―
5	死亡	―

き，DXT では開始初期の悪心や尿閉，賦活症候群といった副作用に注意する。両剤ともに無効時に漫然と継続しないことも必要である。臨床試験では PGB は 150 mg/日から開始し最大 450 mg/日まで漸増，DXT は 60 mg/日で固定の用量であった。日常臨床では PGB の場合，眠気を考慮し夕食後に 75 mg 単回投与から開始することもあり，DXT は 20 mg から漸増することが一般的であり，個々の患者に応じて調節する。

　OX による PN の予防および治療は困難であるため PN が重篤化する前に減量・休止することが必要である。PN の評価ツールとして CTCAE の他に，DEB-NTC スケールがある（**表1**）。DEB-NTC は症状の発現期間や機能障害の有無で評価できるため CTCAE より利用しやすい。どちらのスケールでも grade 3 では休止，grade 2 の段階で減量もしくは休止を検討する。治療中は総投与量にも注意を払う（Grade 3 の PN が発現する OX 累積投与量中央値は 874 mg/m^2）[7]。OX を休止する際のポイントは休止後の再導入（Stop and Go strategy），維持療法の実施である。FOLFOX4 を増悪するまで継続する群と FOLFOX7 を 6 サイクル実施後，LV5FU2 を 12 サイクル実施後に OX を再導入する群とを比較した OPTIMOX1 試験の結果，無増悪期間や全生存期間は両群で有意な差はなく，grade 3-4 の PN が再導入群で減少していた[8]。導入療法後に維持療法（sLV5FU2）の有無を比較した OPTIMOX2 試験の結果より，導入療法後は維持療法を継続する必要性が示されている[9]。

【杉山圭司・谷口浩也】

■ 文　献 ■

1）Giantonio BJ et al：J Clin Oncol **25**（12）：1539-1544（2007）
2）Loprinzi CL et al：J Clin Oncol **32**（10）：997-1005（2014）
3）Oki E et al：Int J Clin Oncol **20**（4）：767-775（2015）
4）de Andrade DC et al：Oncologist：2017［Epub ahead of print］
5）Smith EM et al：JAMA **309**（13）：1359-1367（2013）
6）Saif MW et al：Anticancer Res **30**（7）：2927-2933（2010）
7）Grothey A：Semin Oncol **30**（4 Suppl 15）：5-13 Review（2003）
8）Tournigand C et al：J Clin Oncol **24**（3）：394-400（2006）
9）Chibaudel B et al：J Clin Oncol **27**（34）：5727-5733（2009）

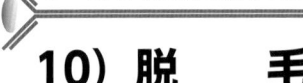

10) 脱　　毛

　脱毛は生命には影響は与えないため軽視しがちであるが，ボディイメージの変化を伴うため，精神的な苦痛の原因となり，患者の QOL に大きな影響を与える有害事象であるといえる。

1　症　　状

　毛包内の毛母細胞は比較的抗がん薬の影響を受けやすいと考えられている。毛包には毛周期があり，成長期（2～6年），退行期（1～2週間），休止期（3～4ヵ月）を経て脱落する。抗がん薬による脱毛は障害を受けた時点の毛周期により成長期脱毛と休止期脱毛の2種類に分けられ，毛髪のうち約9割が成長期にあたるため抗がん薬による脱毛のほとんどは成長期脱毛である。成長期脱毛では10～20日程度で急速に脱毛をきたし，一方で休止期脱毛では脱毛までに3～6ヵ月を要する。腋毛や陰毛，眉毛や睫毛，鼻毛などの体毛も脱け落ちるが，体毛は休止期にある毛の割合が多いため，毛髪に比べると脱毛の程度は軽い。

　治療が終了すると3～6ヵ月ほどで再度毛髪が生え始め，8～12ヵ月程度でほぼ回復するとされる。脱毛の程度は個人差があり，毛色や髪質，太さが変わることもあるが，概ね2年でもとに戻るといわれている[1]。

2　原因として考えられる薬剤

　抗がん薬の中で高い脱毛発現率を示すものはアルキル化薬であるイホスファミドやシクロホスファミド，抗がん性抗生物質であるドキソルビシン，植物アルカロイド由来のエトポシドなどが挙げられる。消化器癌領域で用いる脱毛を伴う薬剤はパクリタキセルが有名であるが，大腸癌化学療法に用いる薬剤としては，イリノテカンが比較的脱毛の多いことが知られており，一次治療，二次治療として FOLFIRI を用いた場合にはそれぞれ grade 1 32.7%，grade 2 21.8%，二次治療においては grade 1 38.2%，grade 2 19.1%

表1　CTCAE ver4.0

	Grade 1	Grade 2	Grade 3	Grade 4	Grade 5
	遠くからではわからないが近くでみると正常よりも明らかな50%未満の脱毛： 脱毛を隠すためにカツラやヘアピースは必要ないが，通常と異なる髪型が必要となる	他人にも容易に明らかな50%以上の脱毛： 患者が脱毛を完全に隠したいと望めばかつらやヘアピースが必要：社会心理学的な影響を伴う	—	—	—

（有害事象共通用語規準 v4.0 日本語訳 JCOG 版（http://www.jcog.jp/doctor/tool/ctcaev4.html）より引用）

と報じられている[2]（CTCAE ver4.0 については**表1**参照）。

　抗 EGFR 抗体薬であるセツキシマブ，パニツムマブについては脱毛の頻度は多くないものの，使用開始数ヵ月〜1年の経過で縮毛や髪の色調変化などがみられることがある。

3　予　　防

　頭部冷却法や育毛プロテインクリームの使用は，脱毛である程度の予防が期待できるとの報告はあるものの，予防策は確立していない。事前に脱毛の可能性があることを十分説明し，脱毛した際にケアをしやすいように髪を短くしておく，低刺激性（弱酸性のものなど）のシャンプーを用いる，爪による頭皮の刺激を避けるために爪を短くしておくなどの方法は有用とされている。また，あらかじめ髪を短く切っておくことも脱毛の処理が容易となり，ボディイメージの変容を軽減できるためよいとされている。また頭皮冷却装置が脱毛に有用であるとする報告もある。

　米国内の7施設においてタキサン系，またはアントラサイクリン系薬を4サイクル以上受ける予定となったステージⅠ，Ⅱの乳癌患者182名を頭皮冷却装置使用群（119例），非使用の対照群（63例）に2：1にランダム割り付けし，予定化学療法終了時の頭髪維持，安全性が評価された。中間解析にて装置使用群95例中48例（50.5%，95%CI：40.7-60.4%）で頭髪が維持されたのに対し，対照群47例では頭髪を維持できなかった（0%，95%CI：0-7.6%）。頭髪維持の群間差は50.5%（95%CI：40.5-60.6%）で Fisher の正確

検定の片側 p 値が p＜0.001 となり優越性の限界値（p＝0.0061）を超えたため試験の早期中止が決定された[3]。本試験では分子標的治療薬は用いられていないが，今後の検討が期待される。

4 治療または薬剤の減量・中止

一般的には脱毛が理由で薬剤を減量，中止することは考えにくいが，アドヒアランスを損なわないように事前に十分な説明，ケアの指導が必要と考える。

【松島知広・山口研成】

■ 文 献 ■

1) 佐々木常雄，岡本るみ子：新 がん化学療法ベスト・プラクティス，照林社，東京（2012）p.140-148
2) Tournigand C et al：J Clin Oncol **22**（2）：229-237（2004）
3) Nangia J et al：JAMA **317**（6）：596-605（2017）

11) 出　　血

1　出血をきたす薬剤と症状

　進行・再発大腸癌に対して用いられる抗がん薬のうち，血管新生阻害薬であるベバシズマブ（Bmab：抗 VEGF 抗体／アバスチン®），ラムシルマブ（Rmab：抗 VEGFR2 抗体／サイラムザ®），アフリベルセプト ベータ（AFL：抗 VEGF 抗体／ザルトラップ®）には出血や組織修復遅延といった副作用がある。出血の機序として，血中の VEGF 減少により，内皮の生存および増殖の抑制，VEGF 依存性組織因子の発現減少による凝固カスケード抑制，血管壁に浸潤した癌細胞に対する細胞傷害効果増強が発生し，血管構造の安定性に損傷を与える可能性などが考えられている。これらの薬剤による出血の多くは，鼻出血や歯肉出血などの粘膜出血が主体であり（発現頻度：約 20～50%），多くは圧迫止血にてコントロール可能であるが，腫瘍に関連した出血（重篤な出血の発現頻度：約 1～5%）では致死的となり得るため注意が必要である[1~3]。原発巣を有する場合は消化管出血による下血を認めることがあり，肺転移や脳転移を有する場合は，それぞれ，肺出血による血痰や喀血，脳出血による意識障害，頭痛，嘔気，めまいを認め得る。薬剤の投与期間と出血がおきる好発時期との関係については様々な報告があるが，定まった見解はない。

2　予　　防

　出血を予防する方法はなく，薬剤の減量による出血リスクの軽減効果も明らかになっていない。したがって，出血リスクのある症例（例えば，原発巣がある症例，気管に露出する肺転移を有する症例）では投与を行わないか，投与する場合には慎重な観察が必要である。脳転移に対しては，これらの薬剤の投与は禁忌ではないが，リスクとベネフィットを十分に考慮した上で慎重に投与を行う必要がある。また，出血を伴う処置や手術を行う場合は，術

後の出血や創傷治癒遅延を予防する目的でBmab, Rmab, AFL を休薬する。Bmab の場合，その半減期（約 20 日間）を考慮して，手術前 6〜8 週間，手術後は 4 週間を空けることが推奨されている。ポート造設などの小手術では，明確な基準はないが，通常手術後約 1〜2 週間たってから投与を行う。Rmab, AFL に関しても同様の休薬を行うことが望ましい。

3　治療または薬剤の減量投与・中止

Grade 1〜2 の鼻出血の場合，止血後も再投与して構わない。一方，腫瘍関連出血をきたした場合は，grade に関わらず，ただちに Bmab, Rmab, AFL を中止し，止血後も再投与を行わない。消化管出血をきたした場合は，内視鏡検査や血管造影で出血部位の同定を試み，まず内視鏡下あるいは interventional radiology の手法を用いた止血を行う。止血不能と判断したときには手術（出血部位の切除）を行う。

【岡崎　聡・植竹宏之】

■ 文　献 ■

1) アバスチン　市販直後調査における副作用集計結果報告（2008）
2) Flynn PJ et al：J Clin Oncol **26**（abstr 4104）（2008）
3) Tabernero J et al：Lancet Oncol **16**（5）：499-508（2015）

12）皮膚症状（ざ瘡様皮疹）

1　症　状

　抗 EGFR 抗体薬の主な副作用の中でも皮膚障害は重要な有害事象である。抗 EGFR 抗体薬は上皮細胞増殖因子受容体（EGFR）に特異的に結合するモノクローナル抗体であり，EGFR を介したシグナル伝達を阻害することで抗腫瘍効果を発揮するが，腫瘍死亡以外の正常細胞に存在する EGFR をも阻害してしまうために，皮膚障害が生じてしまう。皮膚障害は，皮膚乾燥，爪囲炎，皮膚掻痒などが生じるが，最も特徴的であり重要なものはざ瘡様皮疹である。

2　原因と考えられる薬剤

　抗 EGFR 抗体薬（セツキシマブ，パニツムマブ），EGFR-TKI（ゲフィチニブ，エルロチニブ）等。

3　予　防

　抗 EGFR 抗体薬によるざ瘡様皮疹は，毛穴の角栓や角質による毛包の炎症が主な原因と考えられるため，洗顔により皮膚の清潔さを保ち，保湿クリームで乾燥を防ぐことが大切。また日光により皮膚の副作用が増悪することもあるので，日焼けに関しても注意を要する。筆者らのグループではざ瘡様皮疹に対する積極的予防の有効性と安全性を検証する無作為比較試験 J-STEPP 試験[1]を実施し，保湿クリーム（ヘパリン類似物質等）に加え，治療開始時からのステロイド軟膏塗布（weak〜medium type），日焼け止めクリーム（SPF 25〜30 程度で UVA・UVB をブロックするもの）の塗布，ミノサイクリンの内服療法（100 mg/day）の併用で，ざ瘡様皮疹を抑えることができ，かつ有効性は損なわず，安全に実施できることを報告した。したがって，抗 EGFR 抗体薬を用いる場合には，特に問題がない患者には，J-STEPP

表1 Grade 3 以上の皮膚症状発現の際の減量・中止

Grade 3 以上の皮膚症状の発現回数	薬剤の投与	投与延期後の状態	用量調節
初回発現時	投与延期	Grade 2 以下に回復	元の用量で投与継続
		回復せず	投与中止
2 回目の発現	投与延期	Grade 2 以下に回復	1 段階減量で投与継続
		回復せず	投与中止
3 回目の発現	投与延期	Grade 2 以下に回復	さらに 1 段階減量で投与継続
		回復せず	投与中止
4 回目の発現	投与中止	—	—

試験の予防法を実践すべきと考える。

4 治療または薬剤の減量投与・中止

　生命を脅かすような重篤な皮疹が発現した場合には，いち早く投与を中止し，皮膚科医に治療を依頼，あるいは相談しながら治療をすることが必要。その場合には再開すべきでない。Grade 3 以上の重篤な皮疹が発現した場合には，薬剤の投与を延期し，皮膚科医と相談しながらステロイドの全身投与を含む各種対症療法を実施する。Grade 2 の場合には，1 段階の減量や，ステロイド軟膏の塗布を実施する。各薬剤毎に適正使用ガイドが出ているので，参考にする（**表1**）。

【小松嘉人】

■ 文　献 ■

1）Kobayashi Y, Komatsu Y, Sakamoto N et al：Future Oncol **11**（4）：617-627（2015）

13) 手足皮膚反応

1 症　状

　手足の一部に発赤，違和感を感じる。Grade が進むと疼痛を感じる場合もある。手のひらや，足の裏など普段から圧力や摩擦のかかるところや，角質が厚くなっている踵などに多く発現するが，実際には常に肘をつく方には肘に，座っていることが多い方には臀部の一部に生じることもある。

2 原因と考えられる薬剤

　レゴラフェニブ，ソラフェニブ，スニチニブ，アキシチニブ，アファチニブなど VEGFR（血管内皮増殖因子-受容体）をターゲットとした選択的キナーゼ阻害薬で生じる。

3 予　防

　基本的には，
①保湿：普段から保湿剤をこまめに使用するなど皮膚の保護につとめ，乾燥による角化や角質肥厚を防ぐ。
②刺激除去：手足への過剰な刺激を避ける。堅くてきつい靴は履かない。重いものは持たない。野球・ゴルフなどのスポーツの実施にも制限をかける必要がある。
③角質処置：必要に応じて厚くなった角質を皮膚科で除去して頂く。
　上記に関して，medical staff からの事前の綿密な説明を受け，患者自身による手足のセルフケアが必要。症状が出た際には，速やかに症状や経過を伝え，しかるべき指導を受けるように伝える。

4 治療または薬剤の減量投与・中止

　実際に手足皮膚反応が発現した場合には，まず CTCAE による grading が

必要となる。Grade 3 であれば直ちに中止し各種対処を実施。Grade 0〜1 に改善するまで休薬し，開始時は 1 段階下げて治療を再開する。

　Grade 2 の場合，企業の適正使用ガイドによれば，投与量を 1 段階下げて経過をみて改善がみられなければ休薬となっている。しかし，筆者の経験では，grade 2，即ち疼痛を伴うようになったら，思い切って休薬するのが良いと考える。そこで，grade 3 でも 2 でも，予防がきちんとされていたかどうかを評価し，見極めることが肝心である。予防もせず，無理な作業，運動をすれば grade 2 が出ても grade 3 が出ても何の不思議もない。Grade 1 であれば，保湿をさらにしっかりと実施し，症状にあわせて strong〜very strong のステロイド軟膏の塗布を開始する。また，併せて手足皮膚反応を悪化させる因子を取り除く工夫をすることが大切である。薬剤毎に，各適正使用ガイドが出ているので，参考にする。

【小松嘉人】

14) インフュージョンリアクション

事実上すべての薬剤がインフュージョンリアクションを起こし得ると考えられるが，ヒト化モノクローナル抗体薬を中心に大腸癌化学療法でもインフュージョンリアクションが報告されている。ここでは大腸癌化学療法で用いる分子標的治療薬で起こるインフュージョンリアクションについて解説する。

1 症　　状

モノクローナル抗体薬のインフュージョンリアクションの特徴は，投与開始30分から2時間程度で起こること，多くは初回もしくは2回目の投与で起こること，発現後の次回以降に起こることは10～30％程度と比較的まれであることが挙げられる[1]。多くの場合その症状は軽症であり，発赤，かゆみ，心拍数・血圧の変化，呼吸苦，胸部不快，腹部・背部の痛み，発熱または冷感，吐き気・嘔吐，下痢，様々な発疹，胸苦，めまいなどが症状として挙げられる。

まれなケースとして，アナフィラキシー症状を起こすことが報告されているが，プラチナ製剤などの殺細胞薬と併用している場合が多く，原因を検索するのが困難なことも多い。症状は上記に加え，顔面，目，くちびるの血管性浮腫，喘鳴，窒息感，低酸素，頻拍，血圧の低下・上昇，意識低下，循環の虚脱などが挙げられる。

2 原因と考えられる薬剤と予防および治療

1. セツキシマブ

セツキシマブ（Cmab）はヒト/マウスキメラ型 IgG1 モノクローナル抗体薬であり，マウス由来の Fc 部位とヒト由来のその他の部位よりなっている。インフュージョンリアクションは20％程度起こるとされているが，grade

1〜2の軽度のものが多くを占めており，grade 3〜4のアナフィラキシーを含めた重篤なものは数％程度とされている。本邦における 2,126 人の投与症例のデータによるとすべての grade で 5.7％，grade 3〜4 が 1.1％であり，83.3％が初回投与で，grade 3〜4 はほとんどが初回投与の 1 時間以内に起こっていることが報告されている[2]。

Cmab のインフュージョンリアクションは IgE が引き起こすアレルギー反応とされており，米国や本邦の添付文書では，投与前に抗ヒスタミン薬を前投薬することが定められており，さらに，副腎皮質ステロイドを投与することでインフュージョンリアクションが軽減されることが報告されている[3]。

Cmab において，grade 1〜2 の軽症のインフュージョンリアクションであれば，一時的な投与休止と抗ヒスタミン薬の追加で症状をコントロールできることが多い。ほとんどの症例は，症状改善後投与速度を遅くする（2.5 mL/min 程度）ことで再投与できるが，投与終了後 1 時間は経過をみるべきである。Grade 3〜4 の重篤なインフュージョンリアクションが出た場合は，速やかに投与を中止して，エピネフリン，急速補液，抗ヒスタミン薬・副腎皮質ステロイドの静注を行い，必要に応じて酸素投与も行う。症状が落ち着くまで慎重な経過観察が必要になる。重篤なインフュージョンリアクション発現後の Cmab 再投与は推奨されない。同じ抗 EGFR 抗体薬であるパニツムマブ（Pmab）には交差反応はないとされており，Cmab で重篤なインフュージョンリアクション発現後も安全に投与できたことが case report ベースで報告されている[4]。

2. パニツムマブ

Pmab は完全ヒト型 IgG2 モノクローナル抗体薬であり，マウス由来の蛋白がないため，Cmab と比較してインフュージョンリアクションは非常にまれである。過去の臨床試験のデータからは，すべてのインフュージョンリアクションで 4％，重篤なもので 1％程度と報告されている[5]。インフュージョンリアクション発現時の対応は Cmab と同様で良いと考えられる。

3. ベバシズマブ

ベバシズマブはその 10％がマウス由来の IgG1 モノクローナル抗体薬であるが，インフュージョンリアクションは 3％以下とまれであり，そのほとんどが軽度から中等度のものであった。

4. ラムシルマブ

ラムシルマブは，遺伝子組み換え IgG1 モノクローナル抗体薬であるが，前投薬を行わないで投与した場合，37 例のうち 7 例にインフュージョンリアクションが起こったため，米国や本邦の添付文書では，抗ヒスタミン薬の前投薬を行うことが推奨されている。抗ヒスタミン薬の前投薬を行っても grade 1〜2 のインフュージョンリアクションが起こった場合は，次回投与から副腎皮質ステロイドとアセトアミノフェンの前投薬が推奨されている。

5. アフリベルセプト ベータ

アフリベルセプト ベータ（AFL）は遺伝子組み換え融合糖蛋白質で，ヒト VEGFR1 および VEGFR2 の Ig 様ドメインとヒト IgG1 の Fc ドメインからなっている。国内第Ⅱ相試験では All grade で発疹 11.3％，アレルギー性鼻炎，じんま疹，皮膚炎および末梢性浮腫が各 3.2％，grade 3 以上のものとして全身皮疹が 1.6％と報告されており，また海外で行われた第Ⅲ相試験である VELOUR 試験では，AFL 群で過敏症が All grade で 1.8％，grade 3 以上が 0.3％とまれであり，かつプラセボ群と差を認めなかった[6]。前投薬として抗ヒスタミン薬などの使用はとくに定められていない。

【坂東英明】

■ 文　献 ■

1) Lenz HJ：Oncologist **12**（5）：601-609（2007）
2) Yamaguchi K et al：Jpn J Clin Oncol **44**（6）：541-546（2014）
3) Siena S et al：Cancer **116**（7）：1827-1837（2010）
4) Saif MW et al：Cancer Chemother Pharmacol **63**（6）：1017-1022（2009）
5) Van Cutsem E et al：J Clin Oncol **25**（13）：1658-1664（2007）
6) Van Cutsem E et al：J Clin Oncol **30**（28）：3499-3506（2012）

抗EGFR抗体薬による皮膚反応はどこまで忍容可能か？

　多くの臨床試験では，「抗EGFR抗体薬による皮膚障害grade（Gr）3以上で休薬，Gr2以下への改善で再開」，という基準（CTCAE）であり，Gr2までが忍容可能と考えられている。この基準のもとに行われた一次治療としての抗EGFR抗体薬の臨床試験において，皮膚障害による治療中止割合は4〜10%であり[1,2]，Gr3以上での休薬という基準は妥当と考えられる。また，抗EGFR抗体薬の投与期間中央値は22〜27週間であり[1,3〜5]，無増悪生存期間約10ヵ月を得るために，抗EGFR抗体薬は約6ヵ月投与されているに過ぎないことから，症状に合わせて休薬することが必ずしも効果減弱に繋がらないことを表している。

　一方でFOLFOX/FOLFIRI＋セツキシマブ vs. ＋ベバシズマブの第Ⅲ相試験において，皮膚特異的QOL，中でも皮膚症状，皮膚症状を原因とした社会的活動性の制限，外見に関する不安の3項目は有意に低下することが示されており[6]，Grだけでは評価困難な皮膚障害の心理への影響の存在が示唆されている。よって，客観的な評価としてGrによる休薬を考慮する一方で，個人差が大きい皮膚障害の心理への影響，さらには化学療法の目標やその時点の有効性も合わせて判断をする必要がある。例えば，Gr2発現時点で良好な有効性が得られ，かつ転移巣切除が目標の症例や症状軽減のためにさらなる腫瘍縮小を目指す症例であれば継続が推奨されるが，良好な有効性が得られ，かつ転移巣が切除不能で低腫瘍量であれば，休薬してQOLの低下を最小限にすることも選択肢のひとつとなり得る。それらの推奨や選択肢を提示して患者と相談の上で継続可否を決定する必要がある。

　以上より，皮膚障害Gr3で休薬という目安，一次治療で約6ヵ月の投与目標に加え，患者希望，化学療法の目標，その時点の有効性を考慮し，医師の推奨と患者希望をすり合わせて継続可否を決定することが重要である。

【舛石俊樹・谷口浩也】

■ 文　献 ■

1) Bokemeyer C et al：J Clin Oncol **27**：663-671 （2009）
2) Kohne CH et al：J Cancer Res Clin Oncol **138**：65-72 （2012）
3) Van Cutsem E et al：N Engl J Med **360**：1408-1417 （2009）
4) Douillard JY et al：J Clin Oncol **28**：4697-4705 （2010）
5) Heinemann V et al：The Lancet Oncology **15**：1065-1075 （2014）
6) Naughton MJ et al：J Clin Oncol **31**：suppl；abstr 3611 （2013）

Pin Point 20　血管新生阻害薬と消化管有害事象 —マネージメントのポイントは？

　大腸癌化学療法において血管新生阻害薬は中心的役割を果たす薬剤のひとつである。血管新生阻害薬における消化器毒性は，消化管穿孔，下痢，消化管出血などが知られている。本項ではこれらの有害事象につきその機序とマネージメントを中心に解説する。

①消化管穿孔

・発生機序：消化管穿孔の発生機序としては

　　ⓐ高度の粘膜障害，腸管壁の萎縮による穿孔

　　ⓑ抗腫瘍効果が発揮されたことによる腫瘍の穿孔

　　ⓒ腫瘍増殖による穿孔

　等があげられるが，血管新生阻害薬では抗腫瘍効果が発揮されたことによる腫瘍の穿孔のみでなく特徴的な毒性としての消化管穿孔の発生が知られている。

・特徴と対応：ベバシズマブ（Bmab）の切除不能進行・再発大腸癌における市販後成績調査では，消化管穿孔の発生頻度は0.93％であった。そのうち70％が投与開始後16週以内に発症しており，原発部位やその近傍だけではなく，関連のない部位での穿孔も認められていることに注意が必要である。多くが腹痛で発症しているが，嘔吐や発熱なども初発症状として報告されており，また35％に筋性防御などの症状を認めていない。腹痛を認めた場合は身体所見のみならず積極的にCTなどの画像診断が必須である。

　消化管穿孔時は腸瘻造設やチューブによるドレナージなどの手術が行われる。血管新生阻害薬投与時には創傷治癒遅延をきたすため，腸管の吻合は縫合不全のリスクも大きく，人工肛門（腸瘻）の造設が選択されることが多い。

②下　痢

　血管新生阻害薬投与時には頻度は低いものの下痢をきたすことも知られている。ロペラミドなどで対症的に加療を行う。詳細は下痢の項を参照されたい。

③消化管出血

　Bmabでは，消化管出血を認めることも多い。市販後成績調査では消化管出血12例のうち，半数が腫瘍からの出血であった。原発巣が残存する症例や消化管に転移を有する症例では注意が必要である。特に消化管出血を伴う症例では，血管新生阻害薬の投与は慎重を期すべきであると考える。

【大北仁裕・辻　晃仁】

索　引

英文索引

【S】

【T】

【U】

【V】

【W】

進行・再発大腸癌の分子標的治療　　　　定価（本体 2,500 円＋税）

2017 年 9 月 20 日発行

編　者　吉野孝之

発行者　伊藤秀夫

発行所　株式会社　ヴァン メディカル

〒 101-0051　東京都千代田区神田神保町 2-40-7　友輪ビル
TEL　03-5276-6521　FAX　03-5276-6525

© 2017 Printed in Japan　　　　　　　　　　振替　00190-2-170643

印刷・製本　三報社印刷株式会社　　　　　　ISBN978-4-86092-128-6 C3047
乱丁・落丁の場合はおとりかえ致します。

・本書に掲載する著作物の複製権・上映権・譲渡権・公衆送信権（送信可能化権を含む）は株式会社ヴァン メディカルが保
有します。

JCOPY ＜（社）出版者著作権管理機構委託出版物＞

・本書の無断複写は著作権法上での例外を除き禁じられています。複写される場合は，そのつど事前に，（社）出版者著作権
管理機構（電話 03-3513-6969，FAX 03-3513-6979，e-mail：info@jcopy.or.jp）の許諾を得てください。